AF463039

LES OASIS

DE LA PROVINCE D'ORAN,

OU

LES OULAD SIDI CHEIKH.

ALGER. — IMPRIMERIE DE A. BOURGET, RUE SAINTE, N. 2.

LES OASIS

DE LA PROVINCE D'ORAN,

OU

LES OULAD SIDI CHEIKH.

PAR

Le Dr L. LECLERC,

Médecin aide-major de 1re classe, Membre de la *Société Historique Algérienne*.

(Extrait de la Gazette Médicale de l'Algérie.)

CHEZ TISSIER LIBRAIRE-ÉDITEUR,

Rue Bab-el-Oued, maison Picon.

[illegible]

CHAPITRE PREMIER.

DE MASCARA A GÉRYVILLE.

Le 3 novembre 1855, une colonne de 400 hommes, pris au bataillon d'Afrique, au 4e chasseurs de France et aux spahis, quittait *Mascara*, sous les ordres du colonel Costalin.

A une demi-heure de *Mascara*, l'on entre dans la plaine d'*Eghris*, qui, à cette hauteur, peut mesurer trois lieues de largeur. Les nombreuses demandes de céréales, faites à l'occasion de la guerre d'Orient, paraissent avoir stimulé l'apathie des Arabes. Cette plaine fertile offrait partout un surcroît de culture. Les jujubiers et les palmiers-nains avaient été brûlés, coupés ou déracinés, et la charrue avait empiété sur leurs racines.

En quittant la plaine, on pénètre dans un large couloir, et, en moins de deux heures, on gagne *Aïn Fekkan*, première étape. *Aïn-Fekkan* est un groupe de sources assez puissantes pour donner immédiatement naissance à un ruisseau qui coule au Sud, et va se perdre dans l'*Oued Tariq*. On ne rencontre pas de ruines aux environs des sources. Cependant, il y eut jadis, là ou aux environs, un centre d'habitations considérable. *Ibn Haukal* parle de *Fekkan* sur la route de *Tlemcen* à *Mascara*, comme d'une localité possédant un château, des bains et des moulins ; il parle aussi de ses jardins. D'après *Bekri*, les *Zenata*, grande fraction berbère, avaient à *Fekkan* un marché considérable. Depuis, les Berbères ont fait place aux Arabes, et aujourd'hui il est question d'installer, autour des sources de *Fekkan*, un village européen. Cet emplacement nous paraît bien choisi. Les eaux sont excellentes, les environs fertiles, et si l'on ne trouve pas immédiatement du bois, il en existe abondamment sur la route de l'*Ouizert*.

De *Fekkan* à l'*Ouizert*, la distance est de quatre lieues. La route monte un peu, puis traverse bientôt un terrain accidenté, parsemé de massifs de genévriers et de *thuya* (arar taga). Aux approches du camp, le sol est à peu près partout clairsemé de buissons de lentisques et d'oliviers petits, noueux et rabougris.

Le fort couronne un mamelon qui domine l'*Oued Taria*. C'est un carré long, bastionné aux quatre angles, d'une longueur d'environ 100 mètres sur une largeur de moitié.

Les environs de l'*Ouizert*, accidentés et rocailleux, sont médiocrement fertiles. On y a installé une smala de spahis.

L'*Ouizert* a joui, sous le rapport sanitaire d'une réputation difficile à expliquer. Les fièvres, dit-on, y furent jadis très meurtrières. L'été dernier même, on crut un instant à cette insalubrité. Chargé d'y faire une visite, je reconnus que les fièvres rebelles qui nous en arrivaient à *Mascara* devaient toute leur gravité à l'incurie et à l'apathie des indigènes. C'est là un fait que nous avons observé plus d'une fois, dans une autre smala, celle de *Teniet el Had*. Ce n'est qu'à la dernière extrémité et poussés par les officiers, que les spahis se décident à quitter leur famille pour entrer à l'hôpital, porteurs d'une fièvre qui, à la longue, a pris un caractère pernicieux.

A peine pourrait-on voir un tout petit foyer d'émanations, à l'Est du fort, dans un torrent dont on a barré le cours, afin d'avoir un peu d'eau disponible pour l'irrigation des jardins, leur l'établissement a nécessité aussi le remuement de quelques terres d'alluvion. A ces causes légères, il faut, je pense, ajouter l'action moins contestable de l'insolation.

De l'*Ouizert*, la route court au Sud, puis s'infléchit à l'Est, suivant un trajet de cinq lieues, pour aboutir au *Dra er Raml* (la colline de sable), où l'on a établi un caravansérail. Près de ce coude se voit un grand cimetière au milieu duquel s'élèvent trois koubba. Le saint qui repose dans l'une d'elles porte le nom de *Bou Kabreïn*, l'homme aux deux tombeaux, et rappelle cet autre saint homme plus connu et porteur du même surnom, qui fut enterré en même temps à la porte *Bab Azzoun*, à Alger, et chez les *Guechtoula*. — A quelques pas, dans une tente, se voit une inscription latine dont la présence semblerait indiquer que ce canton, ou du moins la banlieue, était plus habité sous les Romains qu'aujourd'hui. Ce n'est du reste qu'un tronçon sur lequel on peut déchiffrer seulement ces quelques mots : TRIB. POT. II. COS. PROCOS.

A partir de ce point, les oliviers deviennent plus rares, et les thuyas abondants. Clairsemés au milieu d'espaces cultivés, les thuyas forment parfois sur le versant de droite, des groupes assez compactes. Nous les avons rarement vus autre part atteindre d'aussi belles proportions.

A mesure que l'on approche du caravansérail, la vallée de l'*Oued Saïda* s'encaisse, les thuyas diminuent et le sol est de plus en plus envahi par de larges buissons de lentisques.

Le caravansérail, situé à quelques centaines de mètres et sur la rive gauche de la rivière qu'il domine, est un carré d'une quarantaine de mètres de côté, crénelé et tourelé aux angles. Il a, pour tout habitant, un cantinier. Une chambre garnie de quelques mauvais lits, y est spécialement destinée aux officiers de passage. Les environs sont très boisés. Les essences dominantes sont toujours le lentisque, puis les *thuyas* et les oliviers. Plus loin, les espaces cultivés paraissent plus étendus et plus nombreux, surtout sur la rive droite ; la route ne tarde pas à s'infléchir au Sud, et l'horizon s'agrandit. Alors le sol devient de plus en plus riche, les chênes se montrent, les pins s'étagent sur les flancs des hauteurs de droite, et, à gauche, une série de beaux trembles indique le cours de la rivière. En face, on aperçoit les montagnes qui abritent *Saïda*, masquée encore par des collines rocheuses.

Du haut de ces collines s'aperçoit le beau bassin de *Saïda* ; le poste en occupe la gauche. Dans le fond court d'Est en Ouest, la montagne qui l'abrite et qui forme la limite du *Tell* : une large bande rocheuse coupée à pic, en longe les flancs. A droite, on distingue l'enceinte de l'ancien *Saïda*, le *Saïda* d'Abd el Kader. L'espace compris dans ce cadre d'une superficie de deux ou trois lieues carrées, est abondamment arrosé et d'une remarquable fertilité.

Saïda, construit sur une butte qui domine ce bassin du côté de l'Est, compte une douzaine d'années d'existence. Son enceinte est étroite. La partie occidentale est habitée par la population civile, mais un grand nombre d'habitations rurales sont répandues dans la plaine.

Le poste doit son importance, non moins à sa position sur la route du Tel au *Sah'ra* qu'à la fertilité du territoire. Son marché, qui a lieu le lundi, est très fréquenté. Les céréales et surtout les laines, sont les principaux objets de transaction. Les montagnes d'alentour produisent de nombreux sapins, mais d'une qualité inférieure. Un colon vient d'y construire une petite scierie.

Dans le voisinage sont deux sources thermales. *Saïda* est l'un de ces petits coins richement dotés par la nature, où l'on trouve outre la fertilité du sol, bonne eau, bon air, sites curieux, campagne giboyeuse; où l'on aimerait à passer la belle saison, où l'on se sent respirer à l'aise et que l'on revoit toujours avec plaisir.

Ajoutons, pour être complet, que tout cela est rehaussé par la bonne hospitalité que l'on y reçoit. La petite garnison donne peu de malades et, plus d'une fois, on a failli fermer l'hôpital.

Mais nous ne saurions passer outre sans dire un mot du vieux *Saïda*, le *Saïda* d'Abd-el-Kader distant du nouveau d'une demi-lieue. Un peu plus au Sud-Ouest de *Saïda*, un cours d'eau, après avoir serpenté sur les pentes douces des hauts plateaux, se fraye subitement un passage, à travers une dislocation de la montagne et, un quart de lieue plus loin, se fait jour derrière le vieux Saïda. Les berges, distantes d'une centaine de mètres sont souvent coupées à pic et d'une hauteur qui égale leur écartement. Sur les pentes les moins raides poussent l'olivier, l'amandier et le térébinthe. Au fond de la gorge le torrent coule à travers les roches couvertes de vignes et de lauriers roses. C'est sur un talus adossé à la berge septentrionale et au point où débouche la gorge, qu'Abd-el-Kader avait bâti sa ville de *Saïda*. Cette ville était carrée et Abd el Kader avait complété son système de défense, sur les trois autres faces, par de fortes murailles qui subsistent encore à moitié.

Nous séjournons le 6, à *Saïda*, et le 7, nous nous mettons en marche pour *Géryville*. La route courait naguères au Sud-Sud-Ouest, puis à l'Est et enfin directement au Sud. Aujourd'hui, depuis la création du poste d'*El-Mây*, le chemin suit constamment une direction Sud-Sud-Est et l'on met seulement cinq jours à la parcourir.

Le trajet de cette route est, à notre connaissance, celui qui permet le mieux d'observer ce caractère particulier à la géographie physique de l'Algérie, à savoir l'existence de trois grands bassins.

On sait que les cours d'eau de l'Algérie ont trois aboutissants. Les uns coulent du Sud au Nord dans la Méditerranée ; d'autres, les plus méridionaux, coulent vers le Sud et vont se perdre dans les sables du Désert ; enfin dans l'intervalle compris entre ces deux bassins, il s'en creuse un troisième qui conserve ses eaux arrivant du Nord au Sud. Entre le bassin méditerranéen et le bassin moyen, s'étend une large terrasse qui a reçu le nom de Hauts Plateaux. Nulle part ces caractères ne sont aussi bien accusés que dans la province d'Oran. Dans la province de Constantine les hauts plateaux n'existent pas à proprement parler comme ligne de démarcation nettement tracée entre les deux bassins : ou plutôt les hauts plateaux se fondent et se confondent avec le bassin moyen dont les caractères sont mixtes et participent de ceux du Tell, de sorte que l'on arrive, par une transition brusque, du pays des céréales au pays des dattes. Telle est la route de Constantine à *Biskara*.

Dans la province d'Alger, les hauts plateaux n'existent guères que dans la partie occidentale, où ils se continuent de ceux de la province d'Oran, sous le nom de *Sersou*.

Au point où ils finissent, règne une brèche par laquelle le Chélif, issu du pays des dattes, va porter ses eaux à la Méditerranée.

Dans la province d'Oran les trois bassins sont plus nettement accusés. Les hauts plateaux règnent sous forme d'une large terrasse, entre les bassins moyen et méditerranéen dont ils sont la ligne de partage, mais une ligne indécise et flottante difficile à tracer, les deux pentes se reliant par de vastes surfaces planes, à peine accidentées. Cette ligne de partage pourrait être tracée à une douzaine de lieues au Sud de Saïda.

Les hauts plateaux ont encore d'autres caractères que ceux qu'implique leur dénomination. La fertilité proverbiale de l'Algérie s'arrête à leur seuil. A la terre végétale succèdent le sable et le gravier ; parfois encore la roche calcaire affleure le sol. Quelques pelouses se rencontrent dans des replis de terrain baignés de temps en temps par les eaux pluviales, quelques régions sont aptes à la culture, mais l'immense majorité de cette vaste surface est envahie par le chih, l'alala, et le halfa, surtout par le *halfa*. Les céréales ne sauraient prospérer sur ce sol ingrat et desséché ; les tribus y promènent leurs troupeaux aussi longtemps qu'il leur est possible de les abreuver. Voilà ce que l'on rencontre pendant une vingtaine de lieues, en marchant de *Saïda* vers *Géryville*.

Le *chih* et l'*alala* sont deux espèces du genre artemisia ; peut-être même ne sont-ce que des variétés d'une même espèce, l'*arthemisia judaïca* ; c'est ce que nos soldats ont baptisé du nom de thym sauvage. Il paraît qu'aujourd'hui l'on a remplacé l'épithète *judaïca* par *adoratissima*. Cette épithète est méritée. Le *chih*, après une ondée, répand une odeur pénétrante. Le *chih* diffère de l'*alala* par une ramification plus ramassée et par une couleur plus foncée : l'*alala* a des rameaux plus fins et détachés plus bas, en même temps que la couleur d'un vert moins foncé.

Le *chih* nous a paru plus particulièrement porteur de ce feutre blanchâtre, employé par les Arabes en guise d'amadou.

Le *halfa, lygeum spartum, stipa tenacissima* des botanistes est employé déjà sous le nom de crin végétal ou comme pâte à papier.

En quittant *Saïda*, on gravit une pente assez raide, au sommet de laquelle il faut passer bientôt un ruisseau qui se jette à gauche dans la gorge du ravin. Non loin de là, sur les bords de la route, s'élèvent deux marabouts. On se trouve alors sur un terrain de transition : ce n'est encore ni l'aridité, ni la nudité des hauts plateaux, mais le *Tell* et la végétation ligneuse ont disparu.

A droite et vers le Sud, s'étend une large vallée, arrosée par un petit cours d'eau, le long duquel se détachent, sur un fond gris, deux habitations d'une éclatante blancheur. On ne tarde pas à rencontrer le premier des jalons dont un ancien chef du bureau arabe de *Saïda* a eu l'heureuse idée de parsemer la route jusqu'à *El-May* ; ce sont des amas de pierres, de quatre à cinq mètres de hauteur, recouverts d'une couche de chaux, et distants l'un de l'autre d'environ une lieue.

A trois heures de *Saïda*, on passe deux petits ruisseaux, coulant lentement à travers une large plaine. En face, une forte éminence s'élève du fond d'un ravin abrupte dans le lit duquel sont quelques flaques d'eau, alimentées pendant la saison des pluies, par une fontaine que l'on côtoye de très près au haut de la montée.

Dès que l'on a franchi la gorge, tout-à-coup l'horizon s'agrandit, et le *chih* commence à paraître. Cependant, la terre encore cultivée, est de bonne nature ; nous voyons plusieurs charrues en exercice : des troupeaux se promènent à travers cette belle plaine où la chaleur, l'été, doit apporter la désolation.

Bientôt le sol s'accidente légèrement et, pendant deux heures, jusqu'à *Tafraoua*, l'on marche entre deux petites collines pierreuses, aux pentes très douces, clairsemées de genévriers rabougris. De nombreux minerais de fer jonchent le fond de la vallée. Il y croît abondamment une carduacée qui se rapproche du *cirsium acaule*; elle est bonne à manger au mois de mai, et m'a paru d'un goût plus fin que l'artichaut.

La distance de *Saïda* à *Tafraoua* est d'environ huit lieues. *Tafraoua* occupe la tête d'un petit bassin sensiblement incliné vers l'Est et d'une étendue de trois lieues. Vers le milieu de son trajet, il est rétréci par les pentes d'un grand mamelon qui le domine au Sud, et dont les proportions dépassent celles des reliefs environnants. Quelques ravins débouchent au Nord et au Sud, et les eaux pluviales qu'ils déversent viennent croupir près des berges septentrionales du bassin, dans une série de mares ou redîr. En tête de ce redîr, sont des puits dont quelques-uns viennent d'être améliorés et maçonnés. A côté, l'on a construit un poste, dans une enceinte qui peut avoir 50 mètres de côté.

Nous avons cru voir de petites ruines sur une butte voisine, Les Arabes viennent y camper au printemps et y trouvent. pendant toute cette saison des pâturages et de l'eau.

Depuis notre départ de *Mascara*, nous avions joui constamment d'un beau temps. La pluie nous surprit à *Tafraoua*, et continua le lendemain toute la matinée. L'étape de *Tafraoua* à *El-Mây*, est le point culminant des hauts plateaux ; sa seconde moitié en est la partie la mieux caractérisée ; c'est la pleine mer en calme plat. Dans la première moitié, légèrement ondulée, on trouve une crucifère verdâtre, remarquable par ses pétales gauffrées : dans les parties basses on rencontre aussi le peganum harmola ou le harmel des Arabes. Le halfa devient abondant et le *chih* est presque constamment couvert d'amadou.

On est enfin dans la patrie des gazelles et on rencontre incessamment leurs crottes musquées.

Après une course de huit lieues, on tombe brusquement dans le petit vallon d'*El-May*, et dans une demi-heure on est à l'étape.

Le vallon d'*El-Mây*, est un lit sans eau, qui prend naissance à deux lieues au-dessus du poste, et après un trajet de quatre lieues aboutit au *chot*. D'une profondeur moyenne de vingt mètres, il est large de deux ou trois cents. Peu déclive à son origine, il le devient de plus en plus en avançant vers le Sud. Le plus souvent les berges sont en pentes douces et tapissées de halfa bien nourri.

C'est en 1854 que l'on commença les premiers travaux à *El-May*. On creusa d'abord un puits et, à quarante mètres l'eau apparut. Actuellement on achève la construction d'un caravansérail, situé sur la rive gauche, à la hauteur du puits.

Le sol est tout calcaire, on trouve sous les touffes de *halfa* une roche tendre qui paraît être de la chaux presque pure. A une demi-lieue au-dessus de ce poste, une roche calcaire fournit d'excellents matériaux de construction.

Le lendemain, 9, nous quittons *El-May* à six heures du matin, et après une course de quatre heures nous atteignons le *Chot-ech-Chergui*.

On donne le nom de *Chot* à ces grands réservoirs sablonneux où viennent aboutir de tous sens et se perdre les eaux du bassin moyen.

Dans la province de Constantine ils portent le nom de *Sebkha*.

Le *chot* de la province d'Oran se partage en deux fractions : l'une à l'Ouest, touchant au Maroc, dite *Chot-el-Gharbi*, la plus petite des deux ; l'autre, à l'Est, atteignant de ce côté aux limites extrêmes de la province, dite *Chot-ech-Chergui* : c'est ce dernier *chot* que nous avions à traverser.

L'étendue en longueur du *Chot-ech-Chergui* serait, d'après les cartes, d'une quarantaine de lieues, et sa largeur de cinq. Vers le milieu de sa longueur il subit un étranglement ou passait l'ancienne route de *Géryville* pour *Khider*.

Les eaux qui aboutissent au *chot* ne sont autre chose que des eaux pluviales, c'est-à-dire intermittentes. Je ne sache pas qu'aucun cours d'eau s'y déverse constamment, pas même celui de *Géryville*, qui bien qu'alimenté par des sources puissantes ne dépasse pas *Kheneg-Azir*.

La surface du *chot* est composée d'un mélange de sable et de détritus gypseux. Le sulfate de chaux y affleure partout, à l'état micacé. Tantôt ce sont des fragments épars de la largeur et de l'épaisseur de la main, tantôt ils sont groupés et forment de petites buttes. C'est sans doute à la présence de ces nombreuses facettes reluisantes au soleil, ainsi qu'aux différences dans l'état thermométrique des couches d'air, qu'est dû le phénomène du mirage que l'on manque rarement d'observer toutes les fois que l'on traverse les *chots*.

Ordinairement on voit les rives du *chot* se reproduire renversées comme si elles étaient plongées dans une masse d'eau. Puis, à mesure que l'on avance, les premières images se modifient, les rives s'allongent ou se raccourcissent, des îlots se forment, et des aspects nouveaux se produisent incessamment. On croit à de l'eau, et il n'en est rien. Parfois seulement, après les pluies, le vent balaie sur le sable une couche liquide de quelques centimètres à peine d'épaisseur.

Les rives du *chot* sont tantôt nettement tracées par des reliefs de terrain, tantôt elles se rattachent aux environs, d'une manière insensible.

Les *chots* sont peuplés de gazelles. Leurs crottes s'y rencontrent fréquemment, non seulement sur les pelouses du voisinage, mais au milieu des sables. Au mois d'avril 1854, l'Arabe qui me servait de guide prit en moins d'un quart d'heure deux petites gazelles endormies, en s'avançant avec précaution et jetant son burnous par dessus. C'est ainsi que les prennent les Arabes, qui au printemps, en apportent fréquemment sur les marchés du *Tell*, à *Saïda*, à *Tiaret*, à *Téniet-el-Had*, au prix de trois à cinq francs.

En débouchant sur le *chot*, nous avions immédiatement à traverser un détroit sablonneux de quelques centaines de mètres. Le temps ayant été sec, la traversée fut très facile. Quand il a plu, la traversée est pénible sur un sol aussi peu consistant.

Nous marchâmes ensuite, pendant deux heures, sur la terre ferme. Ici le sol revêt différents aspects.

Tantôt il se relève en buttes sablonneuses, couvertes de *halfa* : tantôt il est plat, surtout aux abords du *chot*, et il est alors tapissé d'un petit *statice*. Le fonds est toujours gypseux.

Une nouvelle bande sablonneuse, appendice du *chot*, beaucoup plus large que la précédente, fut ensuite traversée et nous entrâmes définitivement sur la terre ferme.

Une bonne heure de marche nous conduisit à *Sefcifa*. Nous avions tout près de nous les bords du *chot*, à droite une petite colline, et le sol que nous foulions était toujours semé de petites buttes. Çà et là poussaient quelques buissons de tamarisque. Le *halfa* dominait toujours, entremêlé de *chih* et de cette crucifère que nous avions déjà remarquée dans les hauts plateaux. Le *guettaf, atriplex halymus*, si commun dans les hauts plateaux de la province de Constantine, apparaît enfin.

Des pentes d'une colline, distante du chot d'environ un quart d'heure, naissent plusieurs sources au milieu de nombreux bouquets de tamarisque et voilà Seficifa. Quelques-uns de ces tamarisques atteignent des proportions colossales, dont je n'ai vu d'autres exemples que sur les bords de l'*Habra*. Dans l'Orient et dans une partie de l'Algérie, le tamarisque se dit *tharfa;* dans le Sud, bien que ce nom ne soit pas ignoré, l'on se sert généralement du mot *ârîch*.

A quelques centaines de pas plus loin, trois petits marabouts sont étagés sur les flancs de la colline.

Il est question d'installer un caravansérail à *Sefcifa* dont les eaux sont meilleures que celles de *Khadra*, où se fait ordinairement l'étape, à trois lieues plus loin. La journée d'*El-Mây* à *Khadra* serait ainsi allégée au détriment de celle de *Khadra* à *Kheneg-Azir*, mais la première aurait toujours les *chots*, dont la traversée est pénible par les temps de pluie.

Au mois d'avril 1855, j'observai parmi les tamarisques une plante qui, d'après des renseignements ultérieurs, serait le *Danoun*, qui sert d'aliment aux Arabes du Sud, en temps de disette. C'est une grande orobanche, toute jaune, de la grosseur d'une bougie et dont la racine est proportionnellement beaucoup plus développée.

De *Sefcifa* à *Khadra*, la route suit les bords du *Chot*, en décrivant une immense courbe saillante à l'Ouest.

C'est à *Khadra* que l'ancienne route rejoint la nouvelle; nous allons en dire quelques mots.

Cette route se dirigeait d'abord directement au Sud, en passant par *Timettlas*, *Sefid* et *Aïn Khider* : de là, elle courait presqu'au Levant, en passant par *Bedrous*, pour atteindre *Khadra*. La première moitié de cette route est de 24 lieues, la seconde de 12, en tout 36. Celle de *Saïda* à *Khadra* en compte seulement 28. L'ancienne route ne diffère de la nouvelle qu'en ce que le sol y est encore plus longtemps et plus uniformément plat. *Timettlas* et *Sefid*, sont deux sources qui sourdent au milieu de roches couvertes de pelouse, et vont bientôt se perdre à l'Ouest,

L'étape de *Sefid* à *Khider* est la plus monotone, elle compte dix lieues : pendant ce trajet on ne rencontre pas d'eau.

On ne quitte les hauts plateaux qu'à une demie heure de *Khider*. En y descendant, on laisse à gauche une redoute que nous y avons construite, et abandonnée depuis l'établissement de la nouvelle voie.

Le *Chot-ech-Chergui* subit à *Khider* un étranglement que l'on traverse par une petite chaussée. A l'Est de la chaussée naît une source abondante, légèrement thermale dont les eaux sont recueillies dans plusieurs bassins poissonneux et s'écoulent à l'Ouest. Les abords de la source sont couverts de belles touffes de roseaux qui se prolongent à l'Est, pendant plus d'un quart d'heure, entremêlées de *typha*. Quelques buissons de tamarisque poussent aux environs. A trois quarts d'heure est le petit village de *Sidi Khalifa*.

De *Khider* à *Bedrous*, la route s'écarte peu du *Chot*. Le sol est sablonneux, légèrement ondulé, couvert de *halfa*, de *chih*, de *guettaf* et, dans les endroits déprimés, de statice.

Bedrous est un groupe d'une dixaine de puits ou *ogla*, creusés dans le tuf, à une profondeur de trois ou quatre mètres. Quelques-uns donnent une eau passable.

Le *harmel* abonde à *Bedrous.*

De *Bedrous* à *Khadra* le sol commence à s'accidenter un peu, et le guettof disparaît. A mi-chemin de l'étape, qui est de six lieues, on rencontre un puits au milieu d'un massif couvert de joncs et de tamarisques.

Il faut ensuite passer un petit bras du chot.

En arrivant à l'étape, le sol est plus accidenté et l'on rencontre quelques buissons de petit jujubier, *sidra*, et du genêt, *retem*. *Khadra* est à peu de chose près la répétition de *Khider*. De nombreux tamarisques, un massif gazonneux d'où s'échappent quelques sources qui bientôt se réunissent et s'écoulent à travers des roseaux, voilà *Khadra.*

Au Nord, sur un petit mamelon est un marabout, tombeau d'une femme, *Lella Khadra*, qui a peut-être donné son nom à la localité. Quelques tombes se voient autour ; c'est là que les tribus nomades des environs viennent enterrer leurs morts.

Puisée aux sources, l'eau de *Khadra* n'est pas mauvaise ; prise plus loin, elle a une odeur de soufre, qu'elle doit sans doute au sol sur lequel elle coule.

Le *chih* et le *halfa* sont toujours abondants ; le *guettaf* apparaît de nouveau. Le gazon des sources est entremêlé de jonc et de statice.

A *Khadra*, comme à *Khider*, les roseaux recèlent toujours du gibier d'eau. Nous n'avons jamais fait la route de *Sefçifa* à *Khadra* sans faire lever des outardes, *houbara.*

La route d'*El-Mây* à *Khadra* est de douze lieues. Après une nuit pluvieuse nous partîmes de *Khadra* le 10 novembre, par un beau temps, ayant à fournir une étape de neuf lieues, sans eau, répétition des hauts plateaux.

A deux lieues de *Kheneg Azir* le sol se déprime subitement en un vaste amphithéâtre ovalaire, dont la partie orientale est longée par le cours de l'*Oued-el-Beyad* qui vient de *Géryville* et se perd dans le *chot*.

A droite et à gauche les pentes sont tapissées de belles et grandes touffes de *halfa*, d'où l'on fait lever beaucoup de lièvres.

Kheneg Azir signifie la gorge du romarin. Le bassin de l'*Oued-el-Beyad* se trouve ici subitement étranglé, d'une part par des collines tapissées de *halfa*, de l'autre par une montagne aux flancs rocheux et abruptes, parsemés de buissons de romarins.

Les hauteurs de la rive gauche sont calcaires : celles de la rive droite laissent apercevoir déjà les roches de grès ferrugineux que nous rencontrerons constamment dans le Sud.

Derrière ces collines de *halfa* se creuse un petit bassin que nous vîmes au mois d'octobre 1854, envahi par quelques centaines de tentes et quelques milliers de chameaux. Nos cantines étant vides j'y courus, croyant faire une provision d'œufs et de poules, mais impossible d'en trouver! Les céréales sont rares dans les tribus du Sud, et le lait de chameau les remplace dans la consommation alimentaire.

La journée du 10 novembre avait été extrêmement chaude : nous avions tous le nez et les oreilles rôtis.

A peine étions-nous campés, et contrairement aux bonnes habitudes, sur la rive gauche, qu'un orage violent éclata. Quelques instants suffirent pour transformer un ruisseau, tout à l'heure presqu'à sec, en un torrent profond, tumultueux et débordé.

Nous pûmes craindre de ne pouvoir le repasser le lendemain.

Nous avions fait neuf lieues depuis *Khadra*; il nous en restait sept pour atteindre *Géryville*.

En amont de *Kheneg Azir* les rives de l'*Oued-el-Beyad* sont d'abord élevées et accidentées : un peu plus haut, on le trouve serpentant lentement dans une large vallée.

Nous laissâmes à droite l'*Oued-el-Beyad*, décrivant un

grand arc dont la route est la corde. Bientôt nous foulâmes le grès, qui ne devait plus nous quitter.

Rarement ici les roches sont saillantes : elles s'étendent plutôt en larges bancs à fleur de sol ou légèrement exhaussés, recouverts d'une couche ferrugineuse d'une épaisseur moyenne d'un décimètre, que les eaux pluviales ont souvent fragmentée.

A mi-chemin nous étions dans la plaine et à une lieue de Géryville ; nous entrions dans la gorge de l'Oued-el-Beyad.

Cette gorge qui a plus d'une demi-heure de long, est étroite, sinueuse et hautement dominée surtout par les cimes méridionales du *Djebel Delaâ*. Dans le fond serpente l'*Oued el-Beyâd* dont le lit est envahi par des roseaux.

A vingt minutes de *Géryville*, on sort de la gorge et, après une ascension de quelques instants, on se trouve en face du fort.

CHAPITRE II.

DE GÉRYVILLE A L'ARBA.

Géryville a pris son nom du colonel Géry, qui le premier parut dans le pays à la tête de nos colonnes.

Dans le printemps de 1845, le colonel Géry se portait en avant de *Brizina*, tuait une cinquantaine d'hommes aux Ouled Sidi Cheikh, commandés par Sidi Hamza, et forçait Abd-el-Kader à rentrer dans le Maroc.

En 1846, le colonel Renault débusquait Abd-el-Kader de *Chellâla* et de l'*Abiad sidi Cheikh*. En 1847, il pénétrait jusqu'à *Bou-Semroun*, tandis que le général Cavaignac s'avançait jusqu'à *Tyout*.

En 1852, le commandant Deligny s'emparait de la personne de Sidi Hamza.

L'année suivante, Si Hamza fut nommé khalifa du Sud, et la création d'un poste fut décidée sur l'emplacement d'un petit kasr en ruines, du nom d'*El-Beyâd;* ce poste est Géryville.

Depuis lors, les colonnes de Mascara se bornèrent à des promenades hivernales, à l'effet de contenir les populations et de soutenir au besoin les goums qui poussaient au Sud, sous les ordres du commandant supérieur du cercle, M. de Colomb.

Géryville est situé près de la rencontre du 34° de latitude Nord avec le 1° de longitude à l'Ouest du méridien de Paris. C'était, avant l'occupation de *Touggourt*, le plus méridional de nos postes algériens.

Dans toutes les directions cardinales courent des chaînes de montagnes enceignant un espace de quelques lieues carrées dont Géryville occupe l'angle Nord-Ouest.

La plus élevée est le *Kessel*. D'une altitude de plus de 1,200 mètres, elle sépare le bassin moyen du bassin saharien. Sa direction est d'Est en Ouest, avec une légère inclinaison vers le Sud, et sa distance du fort est de deux lieues. Son profil dessine deux vastes courbes surbaissées, et le long de ses flancs courent de larges strates de grès, souvent rompues en blocs volumineux. Au sommet croissent des chênes verts, plus bas des genévriers et des thuyas clairsemés : c'est là que Géryville vient s'approvisionner en bois de chauffage. Aux pieds du *Kessel* s'étend une plaine qui se relève en collines pierreuses aux approches du fort.

Du côté du Couchant, court du Sud au Nord le djebel *Delaâ*, dont les roches de grès souvent ferrugineux sont parsemées de maigres touffes de *halfa* et de buissons de romarin. Après avoir dépassé Géryville, le Djebel *Delaâ* s'épanouit et descend par des pentes raides à la gorge de l'oued *El-Beyâd*.

Sur la rive opposée s'élève une montagne aussi nue et non moins accidentée, courant à l'Est et se terminant par des collines qui laissent apercevoir à l'horizon les montagues de *Stiten*, continuées du djebel *Kessel*.

Sur tous ces sommets apparaît le grès ferrugineux

Deux affluents concourent à former l'oued *El-Beyâd*, l'un venu de l'Est et l'autre du Sud : ils se réunissent en avant du fort et s'infléchissent à l'Ouest pour entrer dans la gorge.

Les environs de Géryville offrent peu de ressources à la culture. Après la plaine contigue au fort du côté de l'Est, et celle qui s'étend aux pieds du djebel *Kessel*, on ne rencontre que des parcelles clairsemées de terre cultivable, soit dans des replis de terrain, soit dans le lit évasé des cours d'eau. Le sommet des collines est graveleux ou rocheux, nu ou bien envahi par le *halfa*. La sécheresse doit être aussi comptée comme un obstacle à l'extension des cultures.

A quelques pas du fort, naissent deux sources puissantes, avantageusement utilisées pour la culture potagère et qui pourraient suffire à l'établissement d'un moulin. Quoique de fraiche date, ces jardins ont déjà de l'ombrage, et des colons ont planté des figuiers, des mûriers et de la vigne.

La grande curiosité de Géryville, consiste dans ses pierres, dont les gisements sont sur l'emplacement même du fort, et dans le petit bassin creusé le long du djebel *Delaâ*. Il en est de plusieurs espèces.

Les unes, les plus importantes, bien que les moins connues, ne sont autre chose qu'un conglomérat coquillier, une sorte de marbre lumachelle. La roche affleure à mi-côte du djebel *Delaâ*, pendant plus d'une demi-heure, d'une épaisseur moyenne d'un demi-mètre, fesant avec l'horizon un angle d'environ 70° ouvert à l'Ouest. Parfois, avec une inclinaison moindre, la roche se délite sous l'influence des eaux pluviales; ailleurs plus raide, elle apparaît dure, saine et compacte, çà et là traversée de lignes rougeâtres. De petits échantillons que nous avons fait travailler nous ont donné un beau poli. Les coquilles, d'une longueur moyenne de trois centimètres, nous ont paru se rapprocher de l'espèce *ostrea acuminata*. Les autres pierres appartiennent toutes à la catégorie des dendrolithes ou pierres chargées d'arborisations. D'un travail plus facile, souvent chargées de jolis dessins, elles ont eu beaucoup de vogue; dans la subdivision on en compte plusieurs variétés,

Les unes sont à pâte jaune et tendre, parcourues d'arborisations rares et fines, d'un bel épanouissement. Cette variété se rencontre assez fréquemment dans le ravin en amont du cimetière, mais les beaux échantillons sont rares. D'autres sont à pâte grise et diversement figurées. Tantôt ce sont des linéaments fins, noirs et abondants avec une cassure conchoïdale. Tantôt ces linéaments sont plus rares, plus épais, à ramifications angulaires, d'un faible épanouissement, d'une nature évidemment ocreuse, la pierre se délitant en fragments aplatis. Cette dernière variété se présente en grandes masses dans le ravin. La superficie de la roche est couverte d'un réseau de larges couches ocreuses, qui sont le tronc des ramifications.

Une autre variété se distingue par sa constitution stratifiée.

Il y en a deux gîsements. Près du fort, la roche est grisâtre, les stratifications plus vaguement indiquées, la cassure presque couchoïdale. Ce gîsement donne les plus beaux échantillons sous le rapport de la masse. A un kilomètre en amont du ravin, toute une colline est tapissée de dendrolites stratifiés, disposés par couches d'autant plus épaisses que l'on creuse plus profondément. Les stries sont régulières, fines et accusées par des alternances de jaune et de vert, en même temps que des arborisations s'épanouissent perpendiculairement aux stries. La fragmentation est toujours rectiligne, et suivant de petites lignes grisâtres qui traversent la pierre de part en part, et la rendent très fragile. Cette variété donnerait les plus beaux produits, si les pierres les plus épaisses n'étaient creusées de nombreuses lacunes tapissées de concrétions calcaires.

Pour en finir, citons une autre espèce, que l'on a confondue avec les précédentes variétés, bien qu'elle en soit distincte, surtout par le mode de formation des arborisations. Ce sont des lames irrégulièrement aplaties, couvertes d'arborisations fucoïdales, fines et disposées en éventail. Nous croyons ces arborisations d'origine végétale et formées à l'air libre.

Généralement taillées en serre-papiers, en pyramides, en encriers, en livres, en porte-montres, les pierres de Géryville pourraient fournir de très jolis socles aux petits bronzes. Nous avons façonné l'espèce à pâte jaune en fers à repasser, qui ont longtemps résisté au feu. Quant au conglomérat coquillier, nous croyons qu'on pourrait le tailler avantageusement en tables de marbres.

Nous avons dit que Géryville était situé sur une butte à l'angle Nord-Ouest du petit bassin qu'il domine.

Le fort est un carré long, d'environ deux cents mètres sur cent, le sens de la longueur étant d'Est en Ouest.

Le long de la face Sud est la construction principale, qui comprend les casernes, le pavillon des officiers, les magasins et l'hôpital, le tout nécessairement à l'étroit. Avec ses nombreux reliefs et son opulente corniche, la caserne de Géryville à quelque chose de monumental et offre un agréable contraste à l'œil depuis longtemps fatigué par la monotonie du bassin des *chots*. Malheureusement, on a construit à la hâte et pendant la mauvaise saison. Les terrasses particulièrement ont été manquées. Après avoir été inondé, trois hivers, on s'est enfin décidé à couvrir en zinc. L'installation date de l'automne de 1854. Auparavant, on habitait dans des gourbis qui avaient succédé aux tentes. Les gourbis se composaient d'une excavation d'une étendue variable, d'une profondeur d'un mètre, continuée au-dessus du sol, par une bâtisse d'une égale hauteur, couverte de roseaux ou de halfa. De mauvaises lucarnes laissaient discrètement entrer la lumière.

A une centaine de mètres du fort, on a construit une habitation à Sidi Hamza.

Un peu plus loin est le village, composé d'une douzaine de maisons habitées par une vingtaine d'habitants, Français, Juifs et Mozabites, attirés par le commerce : quelques uns commencent à se livrer un peu à la culture.

Depuis l'achèvement des travaux, la garnison est réduite à une compagnie de tirailleurs et quelques hommes du bataillon laissés à titre d'ouvriers d'art.

Les sources de Géryville donnent une eau excellente, mais celle des puits est fortement chargée de calcaire.

La température a pour caractère la mobilité. Eu égard à sa latitude Géryville peut subir de hautes températures, mais en raison de la position topographique, le thermomètre y descend quelquefois assez bas.

Nous avons fait des observations thermométriques pendant les mois de décembre 1854, janvier, février, mars et avril 1855. Voici les moyennes mensuelles :

Décembre 1854	4,8
Janvier 1855	6,7
Février	10,7
Mars	10,5
Avril	15,3

La plus basse température observée a été de 2° au dessous de zéro, toute la journée du 29 décembre. La plus haute a été de 23° le 20 avril 1855.

La température moyenne, si on la considère comme identique à celle des sources, serait de 17° à 18°.

Pendant notre période d'observation, la neige a tombé treize jours, dont le dernier, le 1er avril. Elle tient peu. Nous avons entendu quatre fois le tonnerre : le 20 janvier, le 18 et le 19 février et le 31 mars.

L'état sanitaire a toujours été excellent. Sur une centaine de malades entrés pendant nos six mois de séjour, trois sont morts, tous appartenant à la colonne campée sous nos murs. La seule particularité notable fut une grande fréquence d'accidents traumatiques dus à l'ivresse ; les hommes du bataillon ayant l'habitude de dépenser en libations le produit de leur travail et de la confection des pierres figurées. L'un d'eux, en train de liquider une petite succession, consomma, dans un jour, en compagnie de trois ou quatre camarades, pour soixante dix francs de boisson.

Malgré l'excessive rareté de la population indigène, quelques Arabes entrèrent dans nos salles ou se présentèrent à la visite. Le seul fait saillant que nous observâmes, là du reste comme ailleurs, fut la rapidité d'action des mercuriaux et de l'iodure de potassium administrés aux indigènes.

La razzia de M. de Colomb sur les *Zegdou* nous amena quatre blessés, tous ennemis. Un seul était gravement atteint : une balle lui avait traversé le tarse. En raison de notre isolement, nous temporisâmes et nous parvînmes à lui conserver la jambe, avec ankylôse de l'articulation tibio-tarsienne qui avait été intéressée. Deux de nos successeurs eurent à le traiter après nous. Lors de notre retour à Géryville avec la colonne de Mascara, nous vîmes notre confrère M. Maffre lui donner son exeat. Nous avons eu rarement un malade pareil à ce brave Bou-Semaha pour la reconnaissance expansive qu'il témoigna constamment aux trois médecins qui le traitèrent.

A la même époque, M. Maffre exploitait avec fruit une heureuse idée, l'opération de la cataracte sur les indigènes, affection très commune dans les ksours ainsi que toutes les affections de l'œil.

En dehors de notre pratique hospitalière, nous citerons deux faits qui, s'ils ne sont pas uniques, sont du moins assez rares.

Nous fûmes deux fois appelé comme expert à la requête des Arabes. Dans un premier cas, il s'agissait de l'exhumation du cadavre d'une femme que l'on soupçonnait avoir succombé à des voies de fait. Dans le second, il ne s'agissait rien moins que de la constatation d'un viol sur la personne d'une fille de quinze à seize ans.

La colonne de Mascara resta campée jusqu'au 20 novembre sous les murs de Géryville.

Avant de pénétrer dans le Sud, nous croyons utile de dire quelques mots sur le pays et les populations.

A moins de trois lieues de Géryville, on est sur la ligne de partage des eaux. Les pentes du bassin saharien ne descendent pas suivant un plan uniformément incliné ; elles sont, au contraire, fortement accidentées, et de telle sorte que les accidents de terrains sont confus et indépendants les uns des autres, sans grand soulèvement central apparent. Un caractère propre à cette contrée, c'est le voisinage fréquent de deux grands soulèvements parallèles, courant généralement vers le Sud-Ouest. Le plus beau cas s'en trouve à l'Est de *Ghellâla*. Disons cependant que certaines cartes de l'Algérie ont beaucoup exagéré ce caractère.

Les roches sont presque constamment à la surface et offrent toujours au sommet du grès, le plus souvent ferrugineux.

Les cours d'eau sont rares et intermittents.

La surface du sol est d'abord envahie par le halfa, parfois entremêlé de chih. Plus loin le halfa disparaît et fait place à une autre graminée le drîn, *stippa barbata*. Le reste de la flore locale, telle du moins que nous pûmes alors l'observer, se constitue en majorité de *baguel, anabasis crassa;* de *remets*, végétal que je crus du même genre que le baguel; d'*arfadj*, synanthérée qui m'a paru se rapprocher du genre *santolina;* de *melfet el khadem*, le drap de la négresse, que j'estime une globulaire; de *noquets*, synanthérée qui m'a semblé du genre *doronicum*.

En fait d'arbustes on rencontre quelquefois le *sidra*, petit jujubier, plus souvent le genêt et l'alenda, ce dernier du genre *ephœdra*. Il en est du genêt et de l'*alenda*, que d'aucuns ont confondus, comme du halfa et du drîn. L'alenda n'apparaît que dans le Sud.

La végétation ligneuse est représentée par le tamarisc, *tharfa*, mais appelé *arîch* dans tout le Sahara; par le genévrier, *tâga*, le thuya, *arar*, le térébinthe, *lectoum*, enfin par le roi des arbres sahariens, le palmier. Nous parlerons plus tard des essences cultivées dans les jardins.

La population est clair-semée sur ce sol ingrat, généralement groupée autour des fontaines, et quelquefois obligée de se creuser des puits, comme à l'*Abiad*.

Les centres d'habitation sont, en moyenne, distants les uns des autres d'une journée de chemin, et chacun d'eux contient quelques centaines d'habitants.

Les ressources du pays sont dans la culture des jardins, arbres et légumes, et quelques rares céréales, le tissage des laines et le commerce. Les palmiers donnent un fruit généralement médiocre, qui parfois ne mûrit pas, en raison de la nature du sol et de l'exposition.

La race humaine est presque entièrement arabe. Elle descend de l'une de ces grandes tribus qui envahirent le Maghreb au commencement du onzième siècle de notre ère. Le sultan de *Keiraouân*, Moez ben Badis, ayant secoué le joug des Fatemites établis en Egypte, et reconnu l'autorité de Caïm, khalife de Bagdad, le fatemite Mostancer se vengea de son vassal insurgé, en lâchant sur le Maghreb une masse de tribus arabes que l'on estime à un million d'individus. Les *Makil* occupèrent le Sud de la province d'Oran, précédemment habité par les *Zénata*, de race berbère, séparés d'une tribu arabe de la même invasion, les *Amour*, par le *Djebel Râched*, qui prit plus tard le nom de *Djebel Amour*.

Dans les ksour que nous avons parcourus, la race berbère n'apparaît guère qu'à *Bou-Semroun*, où elle est dominante. On en rencontre encore des vestiges à *Chellâla*.

Au commencement du quinzième siècle de notre ère, un homme venu de Tunis, se fixa dans ces contrées où ses descendants continuèrent sa réputation de sainteté et acquirent une influence qui aboutit à une sorte de souveraineté. C'est à la présence de cette race de saints personnages que la contrée doit son cachet moral, comme nous le verrons bientôt.

Le 20 novembre nous quittons Géryville. Pour atteindre l'*Arba*, nous devions faire quatre étapes, suivant un trajet sinueux, courant au Sud-Ouest.

Pendant une heure nous montons par des collines rocailleuses, toujours tapissées de *halfa*. Bientôt les ondulations s'effacent, le sol s'applanit et devient meilleur. A notre gauche, à une lieue de distance, se terminait la croupe du Ksel, en face d'un grand mamelon conique, derrière lequel est abrité le petit village de *Mechrya*.

A trois lieues de Géryville nous sommes sur un plateau parsemé de *chih* et de *halfa*, d'une assez bonne nature, et point de partage des deux bassins.

Un peu plus loin nous côtoyons une grande roche de grès, dite *Kefel ogâb*, la roche des aigles. Nous ne tardons pas à descendre dans la vallée d'*Aïn Meselfen* par une pente douce, et nous atteignons l'étape, après avoir fait une course de cinq lieues.

La source qui donne son nom à l'étape naît à une demi lieue en amont de la gorge auprès de laquelle on campa, se continuant par des flaques d'eau espacées au milieu de massifs de joncs.

Le camp était assis sur la rive droite s'élevant en pente douce. En face et sur la rive gauche se dresse une colline dont les flancs figurent deux larges escaliers de grès parsemés de quelques genévriers et térébinthes. De cette colline se détache un gros éperon rocheux qui transforme brusquement en une gorge étroite la petite vallée d'*Aïn-Meselfen.*

Le lendemain 21, nous nous éveillons avec une gelée blanche.

La levée du camp fut un peu longue. C'était la première fois que nous usions de nos nouveaux moyens de transport, les chameaux. Cet animal est généralement mal harnaché ; de sa nature il est capricieux, il s'écarte, s'échappe et fait perdre du temps à le saisir ; les conducteurs sont nonchalants, et les aides, peu exercés à la besogne. Les difficultés sont pires à l'état de marche. Ce sont des cordes qui cassent, des charges qui tombent ; cependant le chameau se sentant allégé s'enfuit et vagabonde, profitant de l'occasion pour brouter, en passant, quelques brins de *halfa.*

Pendant deux heures nous marchons dans une étroite vallée, se continuant d'*Aïn-Meselfen,* fortement encaissée à notre gauche, foulant de belles touffes de *halfa,* du milieu desquelles s'échappent des lièvres nombreux.

Ayant laissé à gauche une coupure dite *la Gorge du Spahis,* nous montons un peu, puis nous coupons brusquement au Sud pour franchir un petit col et descendre péniblement à travers les roches de grès dans la plaine.

Après deux heures de marche, nous étions à *Sidi el Hadj Bel Amer,* ayant fait une étape de cinq lieues.

Le vallon de *Sidi el Hadj Bel Amer* naît au confluent de deux cours d'eau dont celui de l'Est est le plus considérable : une butte qui s'élève au point de confluence le ferme supérieurement. D'une étendue d'un kilomètre et d'une largeur moyenne d'environ deux cents mètres, il débouche au Sud dans une grande plaine qui s'étend aux pieds du djebel *Kebar.* La berge occidentale tantôt se dresse verticalement, tantôt fournit de gros bourrelets sur deux desquels se voient les ruines de petits *ksour*. Sur l'autre rive, le sol se relève insensiblement pour se terminer en un grand mamelon conique dont le sommet est couronné de petits monuments tumulaires.

Supérieurement, le cours d'eau s'étale et le sol est marécageux. Plus bas, le cours d'eau s'encaisse et serpente au milieu des joncs et des lauriers roses.

Le plaisir que l'on éprouve en arrivant à *Bel Amer* est mêlé de tristesse. Jadis ce vallon était habité, mais aujourd'hui les propriétaires ne viennent plus que pour les semailles et la récolte des fruits, des légumes et de quelques céréales ; les *ksour* sont en ruines et les jardins négligés.

Les deux *ksour* pouvaient contenir ensemble une vingtaine de maisons. Les anciens habitants, qui étaient venus là pour protéger leurs jardins, me dirent qu'ils avaient été forcés de se retirer pour se soustraire à l'hospitalité onéreuse exigée par les mekhazni de passage.

Les jardins sont massés sur la rive gauche. On y remarque des figuiers, des pêchers, des abricotiers, quelques pommiers et de la vigne. Plusieurs enclos étaient remplis de beaux navets.

Un peu au-dessous du confluent et sur la rive gauche, de grandes assises de grès supportent la koubba de *Sidi Abd-el-Kâder el Djilâni*.

Nous devons quelques mots à ce saint personnage, dont le nom et les monuments se rencontreront souvent dans le cours de notre excursion.

Abd-el-Kâder naquit au *Djilân*, d'où son surnom de *Djilâni*, que l'on entend souvent prononcer en Algérie *Djilâli*. Particulièrement vénéré dans l'Ouest, il l'est aussi dans tout l'islamisme, dont il est considéré comme le plus grand saint. C'est du moins le surnom qu'on lui donne dans l'inscription commémorative de la quoubba que lui fit ériger à Mascara le bey *Othman*, l'an 1164 de l'hégire : *Soultan es-Sâlehin*, le prince des justes. C'est en son nom que les mendiants implorent l'aumône des passants. Il est le chef d'un ordre religieux très répandu dans l'Ouest de l'Algérie, où l'on rencontre à chaque pas des monuments consacrés à sa mémoire. Son tombeau est à Bagdad, et c'est en le visitant, dit-on, qu'un autre *Abd el-Kâder,* le fils de *Mahi-Eddin,* lors de son pélerinage à la Mekke, reçut la révélation de sa grandeur future.

Le monument de *Sidi Abd-el-Kâder el Djilâni* a la forme d'un cube d'environ quatre mètres de côté, surmonté d'une coupole, reposant à l'intérieur sur quatre piliers se raccordant par des arcades.

En descendant la vallée, presque au point où on débouche dans la plaine, et sur la même rive, s'élève le tombeau de *Sidi el Hadj Bel Amer,* qui a donné son nom à la localité. Il y a, de plus qu'au monument dédié à la mémoire de *Djilâni,* une espèce de vestibule qui donne entrée dans l'intérieur, où l'on voit, au milieu de quatre piliers, le tombeau du saint homme, surmonté d'un catafalque recouvert de tentures en cotonnade. *Sidi el Hadj-Bel-Amer* était contemporain de *Sidi Cheikh,* c'est-à-dire qu'il vivait il y a deux siècles.

Le 22, nous avions à fournir une étape un peu plus longue que la précédente.

Une fois sortis du vallon, par sa rive droite, nous rentrons dans la plaine, suivant quelque temps la route de la veille : bientôt, nous dirigeant vers le Sud, nous laissons à gauche la Djebel *Guebar*, et, en deux heures de marche, nous atteignons le col du *Mahser* : celui-ci prend son nom d'une grande roche stratifiée, qui de loin rappelle le profil du tombeau de la Chrétienne, et qui marque le commencement d'une arête rocheuse parallèle au *Guebar*.

Le sol que nous foulons est graveleux, souvent pavé de larges roches de grès tapissées d'un maigre halfa. Vers la gauche, à l'horizon, se dresse pittoresquement le Djebel *Bou-Noktat,* le plus grand relief de terrain que nous ayons rencontré dans ces cantons. Nous apparaissant suivant une direction très oblique, ses nombreux ravins, aux pentes raides, semblent pressés les uns contre les autres : sur sa masse livide se détachent des points noirs. Nous pensons que le *Bou-nokkat* doit son nom aux taches noirâtres que dessinent à sa surface les genévriers et les thuyas dont elle est clairsemée.

Du même endroit, nous apercevons vers le Sud-Ouest, les deux montagnes parallèles, voisines de *Chellâla*, dont la méridionale ressemble à un immense prisme triangulaire couché sur le sol.

A droite et à gauche de la route pousse le térébinthe.

A une demi-heure de l'étape, nous tournons à droite pour traverser péniblement une gorge percée dans une petite chaîne de grès, derrière laquelle était le bivouac. Dans cette gorge, nous rencontrons pour la première fois le *baguel*, *anabasis crassa*, l'un des végétaux caractéristiques du Sahara.

A l'issue de la gorge, nous descendons avec peine la berge glissante de l'oued *Koreima* et nous campons sur la rive droite.

Aïn-Koreima, la source des petits figuiers, doit son nom à quelques buissons de figuiers qui poussent à côté. Elle prend naissance à un quart d'heure en amont de la gorge. Le lit torrentiel ou elle s'écoule charrie surtout des eaux pluviales : c'est à peine si nous rencontrons çà et là quelques flaques d'eau soigneusement entourées de pierres et de branchages. Pendant l'été, l'eau nous eut à coup sur fait défaut.

Tout le long du thalweg pousse le laurier-rose ; sur les berges le térébinthe atteint fréquemment de fortes proportions.

Notre camp était assis sur un plateau graveleux abrité par une colline rocheuse.

Le 23, nous marchons en plein Sud.

Nous longeons quelques temps le lit de l'oued *Koreima*, toujours envahi par les lauriers-roses et bordé de térébinthes.

A mi-chemin de l'étape, qui est de quatre lieues, nous franchissons un petit col d'où nous descendons dans le bassin de l'*Arba*. Fréquemment le sol se relève en petites buttes sablonneuses, où pousse le *halfa* mêlé au *baguel*. Le genêt apparaît, abondant et bien nourri.

Laissant de côté une koubba de *Sidi Abd-el-kâder el Djilâni*, nous effleurons le lit de la petite rivière qui coule sous les deux Arbâ, dont le lit évasé est couvert de tamarisques et de térébinthes.

Nous passons à l'Est de l'*Arba foukâni* ou l'Arba d'en haut, et nous venons camper en deçà de l'*Arba tahtâni*, ou l'Arba d'en bas.

CHAPITRE III.

LES ARBAOUAT OU LES DEUX ARBA.

On désigne collectivement sous le nom d'*Arbaouât* les deux ksour connus tous les deux sous le nom d'*Arbâ :* seulement celui d'amont porte le nom d'*Arbâ Foukâni*, ou *Arbâ d'en haut*, et celui d'aval celui d'*Arbâ Tahtâni* ou *Arbâ d'en bas.*

Ce sont ici les deux premiers centres d'habitation des *Oulad Sidi Cheikh :* c'est ici que vint se fixer jadis le chef de la famille qui donna son nom à la contrée ; nous devons avant d'aller plus loin, faire connaître ce personnage.

Ce fut probablement vers les premières années du quinzième siècle de notre ère que *Mâamar ben el Alya* vint se fixer à l'Arbâ. Nous ignorons quels furent les motifs qui le déterminèrent à quitter Tunis, sa ville natale, où, dit-on, se voit encore le tombeau de son père. S'il fallait en croire les traditions locales émanées de la bouche même de son descendant, Sidi-Hamza, Mâamar se serait enfui à la suite d'une querelle survenue, à propos d'une pastèque, entre lui et son frère *Soultân* de l'Ifrikya. Nous rapportons cette tradition sans la discuter ; mais nous rappellerons que la dynastie hafsite, un instant ébranlée par l'invasion mérinide, jouissait paisiblement à cette époque de la souveraineté. Nous ignorons si ces troubles déterminèrent l'émigration de Mâamar, ou bien s'il fut poussé par une de ces causes inconnues qui entraînèrent alors et plus tard tant d'hommes, soit de l'Occident, soit de l'Orient, aux environs du ksel, où ils s'établirent et fondèrent des ksour encore aujourd'hui tout pleins de leur souvenir. Les annales de cette contrée, comme l'histoire officielle de la France féodale, sont des souvenirs de famille.

Mâamar était de la race d'*Abou Bakr*, beau-père et successeur du Prophète, ce qui constitue à sa descendance une noblesse de second ordre. On sait que la première comprend les descendants de Mahomet par les femmes, c'est-à-dire par *Fatma* fille de Mahomet et femme d'Ali : ces descendants sont dits *Chorfa*, nobles.

Les Oulâd Sidi Cheikh n'oublient jamais d'accoler au nom d'*Abou Bakr* le surnom de *Es-Saddik*, ou le véridique, surnom qui lui fut donné par le Prophète pour avoir témoigné de la réalité du *Miradj* ou voyage nocturne, pendant lequel le Prophète fut transporté aux cieux.

Il nous souvient d'avoir entendu dire à Si Hamza qu'il pouvait fournir la série de ses ascendants jusqu'au premier homme, Adam. Cet arbre généalogique paraît de prime abord fabuleux, et auprès de lui est bien humble celui d'un Montmorency. Néanmoins il est facile à dresser, si la série des descendants d'*Abou Bakr* jusqu'à Mâamar est bien établie. On sait que les Arabes ont fait ce tour de force pour Mahomet : or la ligne ascendante d'Abou Bakr se confond avec celle de Mahomet dans la personne de Moura, de qui Mahomet descendait au septième degré.

L'établissement fondé par Mâamar, et longtemps habité par ses descendants, portait le nom de *Kasr-ech-Charaf*. On en voit aujourd'hui les ruines à côté de l'Arbâ-Tahtâni. Mâamar fut enterré dans le pays, sur la rive occidentale de la rivière, en face des deux *Arbâ*. Mâamar était un saint homme, dont les destinées furent en petit celles d'Abraham : le ciel le combla de ses bénédictions, lui et les siens. On nous a raconté un miracle qu'il opéra, longtemps après sa mort. Au siècle dernier, le bey *Mohammed*, après avoir saccagé *Chellâla*, se dirigeait sur les *Arbâ*, qu'il se disposait à traiter de même. Il était campé non loin du kasr, quand un tourbillon sortit de la koubba de Mâamar et alla renverser la tente du bey. Mohammed reconnut l'œuvre de Mâamar, et décampa sur le champ, en jurant qu'il n'inquiéterait jamais les *Arbâ*.

Nous donnerons plus tard l'emplacement et la description de ce monument, berceau de la famille des Oulad Sidi Cheikh.

Mâamar n'emporta pas dans la tombe les faveurs et la puissance miraculeuse dont le ciel l'avait gratifié. Ses descendants en héritèrent, et la foule en croit toujours dépositaire le chef de la famille. Chez quelques uns, le silence de la tradition nous fait penser qu'elles restèrent à l'état latent ; mais nous les verrons se produire avec éclat chez un grand nombre et particulièrement dans la personne d'Abd-el-Kader, le plus illustre des descendants de Mâamar, plus connu sous le nom de *Sidi Cheikh*.

Telle est la descendance de Mâamar jusqu'à Sidi Cheikh, et y compris son fils Abou Hafs, avec l'époque probable où chacun d'eux a vécu. Pour dresser ce tableau, nous sommes parti de la mort d'Abou Hafs, dont la date nous a été conservée par El-Ayâchi, et nous avons séparé chaque génération par un intervalle moyen de trente ans.

Abou Hafs, mort en 1661 (1071 de l'hégire.)
Sidi Cheikh....... 1630
Mohammed. 1600
Seliman........... 1570
Abou Semâha..... 1540
Abou Leila........ 1510
El Lahya.......... 1480
Aïssa............. 1450
Mâamar 1420 (1)

Mâamar eut deux fils, *Saïd* et *Aïssa*, qui donnèrent leur nom à deux grandes familles établies concurremment dans le kasr Cherf.

Les faveurs du ciel, ou *barakât*, se trahirent chez Aïssa, comme chez son père, par un miracle posthume. A son lit de mort, Aïssa donna le conseil à ses enfants de l'enterrer du côté du kasr où ils auraient le plus à redouter un danger quelconque, les assurant de l'efficacité de ce préservatif. Après de

(1) D'autres nous ont donné un ordre généalogique différent entre Mâamar et Abou Semâha.

mûres réflexions, on se décida à déposer les restes d'Aïssa sur la berge de la rivière, au point où elle dévastait les jardins par ses débordements. Depuis lors, la rivière débordée prit un autre cours et se déjeta sur la rive droite.

La discorde se mit entre les deux familles, et l'on en vînt aux mains. Les *Oulad Aïssa* vaincus se retirèrent dans le Tell et se fixèrent aux environs de Béniân, sur l'Oued Târia.

Cependant les *Ouled Saïd*, restés seuls possesseurs du kasr, furent assaillis par les *Zegdou*, peuplade des environs de *Figuig*, qui continuèrent depuis, à faire des excursions dans la contrée. Le kasr fut détruit, et, à la retraite des Zegdou, les anciens habitants en reconstruisirent un autre, qui est celui même de l'*Arbâ Tahtâni*.

Plus tard *Sidi Seliman*, grand père de Sidi Cheikh, ramena du Tell les Oulad Aïssa, qui fondèrent le kasr, aujourd'hui connu sous le nom de l'*Arba Foukâni*. On voit encore près du camp de l'*Ouizert*, une *koubba* du nom de *Sidi Cheikh*.

Nous allons maintenant décrire les *Arbaouât*.

Un filet d'eau coule du Nord au Sud, dans un lit évasé, le long des deux Arbâ placés sur la rive gauche. De ce côté, la berge assez élevée, se continue par un large plateau : sur la rive droite, le sol se relève à partir du lit torrentiel de la rivière.

Malgré la protection d'Aïssa, le cours d'eau revient à ses anciens errements, serre de près la rive gauche où sont massés les jardins et les ravage dans ses débordements. Jamais il n'est complètement à sec. Parfois il s'étale ou se dédouble : souvent il coule au milieu des massettes *(typha latifolia)*.

La chaîne de montagnes qui s'élève sur la rive droite, a un cachet et un aspect particuliers. Le grès ferrugineux paraît la constituer en entier. Sur ce fond bistré, se détachent des reliefs où le fer se trahit par des tons plus foncés. Ce ne sont pas des strates régulières et parallèles, mais des émergements rocheux à surface inégale, larges à la naissance et terminés en pointe, capricieusement ondulés et figurant des mouchetures allongées. Le soir, au coucher du soleil, se produisent de curieux effets de lumière : cette montagne se présente avec des nuances et des tons incroyables, et derrière, à l'horizon, se dresse le *Tamedda*, d'un bleu foncé.

Le plateau qui s'étend à l'Orient des Arbaouât, tantôt sablonneux, tantôt graveleux, est couvert de *halfa*, de *chih* et de *dryn*, entremêlés de buisson de gênet. Dans quelques ravins humides on rencontre du *dys*.

L'*Arbâ Foukâni* ou d'en haut, est construit sur une butte, au bord de la rivière qu'il domine de quelques mètres. Un large ravin l'isole du côté de l'Orient et du côté du Midi ; au Nord est creusé un fossé.

L'enceinte, à peu près carrée, est constituée en majeure partie par le mur extérieur des maisons, percé de baies et de créneaux. Aux quatre coins s'élèvent des tourelles carrées, d'une dizaine de mètres de haut, sur un tiers environ de large. Les faces Ouest et Sud en ont, de plus, une autre sur le milieu de leur trajet.

Outre la grande porte d'entrée, percée du côté de la rivière, il en est quelques autres, avec ou sans ponceau, donnant sur les habitations privées.

La porte du kasr est couverte et figure une sorte de passage garni de chaque côté de bancs en pierre. C'est là que l'on vient causer et s'abriter par la pluie et surtout par la chaleur. Elle aboutit à une petite place d'où partent à travers le kasr plusieurs ruelles ou impasses, étroites et tortueuses, dont l'une monte au sommet de la butte et aboutit à la mosquée.

Un grand nombre de maisons ont un premier étage, où souvent on peut entrer de plain pied, en raison des accidents du sol. Elles sont généralement partagées en petits compartiments groupés autour d'une sale et petite cour, n'ayant de jour que par la porte et de petites lucarnes.

Les matériaux de construction sont la terre sèche et par exception la pierre. Les berges de la rivière contiennent quelquefois des massifs argileux. On en fait sécher des briques au soleil, et c'est avec cela que l'on construit. Les tours sont bâties un peu mieux : la pierre y entre en beaucoup plus grande quantité, mais en raison de la mauvaise qualité du ciment, elles sont bientôt dégradées par les pluies.

La mosquée est la seule construction solidement exécutée. Des piliers à arcades en supportent la terrasse qui est établie sur une couche de roseaux que supportent des poutrelles en genévrier et en *tuya*. Nous y trouvâmes sept élèves.

L'*Arba-el-Foukâni*, avec ses tourelles, ses maisons étagées les unes au-dessus des autres et percées de nombreuses lucarnes, serait assez pittoresque, sans cette teinte grise et monotone dans laquelle tous les plans se confondent. Quand le soleil ne luit pas, que les formes ne sont pas accusées par l'opposition de la lumière et des ombres, on dirait d'une grisaille ou d'un bas relief. Tel est généralement l'effet produit pour la plupart des ksour. Pour les saisir et les reproduire, il faut les observer alors que le soleil est médiocrement élevé sur l'horizon. Quand un soleil de midi les inonde de sa lumière, les formes sont encore plus difficiles à saisir que quand un nuage en intercepte les rayons. La population de Foukâni m'a paru peu dépasser une centaine d'habitants.

A l'Orient du kasr est un monument élevé à *Sidi-Bou-Tekil*, que l'on dit de la famille de Sidi-Abd-el-Kâder-El-Djilâni.

L'*Arba-el-Tahtâni* s'élève aussi au bord de la rivière, sur une berge plus élevée et plus escarpée. Au Nord, un large ravin l'isole des jardins. A l'Est et au Sud, où le sol est plat, un petit fossé règne le long de ses murs.

La porte est percée sur la face orientale, défendue par des tourelles à ses deux extrémités. Une autre tourelle s'élevait au-dessus de la porte, mais il n'en reste plus que les parties basses. Cette porte est encore, comme à l'Arba el-Foukâni, une sorte de porche, où l'on se réunit pour causer et faire des affaires. Des magasins sont à côté.

L'*Arba-el-Tathâni* est plus considérable que l'*Arba-el-Foukâni* et peut avoir une population double ou triple. Le sol çu est moins accidenté, à l'exception du flanc Nord, où quelques maisons s'étagent pittoresquement les unes au-dessus des autres. Il est aussi plus propre et mieux bâti : c'est peut-être le kasr le moins sale que nous ayons visité.

La mosquée est construite dans le genre de celle de l'*Arba-el-Foukâni*. Nous y trouvâmes une dizaine d'élèves.

Dans les environs sont trois koubbas : de Sidi Mâamar, de son fils Aïssa, et d'Ibrahim, frère aîné de Sidi Cheikh. Sur la rive droite de la rivière, et en amont de l'*Arba-el-Tahtâni*, sur les pentes Nord d'un ravin, apparaît le tombeau de Sidi *Mâamar ben el-Alya* tout éclatant de blancheur. Ses dimensions dépassent un peu celles de Sidi-Abd-el-Kâder, du vallon de *Bel Amer*, mais elle est naturellement dans un meilleur état de conservation. La coupole en est également élancée et taillée à huit pans. Une sorte de vestibule précède la chambre funéraire, où nous n'avons pas pénétré : c'est là que les pèlerins viennent faire leurs dévotions. Un enclos en pierres sèches règne autour du monument.

Les deux autres koubba sont sur la rive gauche, non loin de l'Arba-el-Tahtâni. Celle de *Sidi Ibrahim* n'est qu'un monument votif, et nous verrons plus tard sa koubba funéraire à l'*Abiad Sidi Cheikh*. Nous parlerons plus tard aussi d'un miracle que fit Ibrahim en commun avec son jeune frère.

Les jardins des Arbaouât sont en majorité massés sur la rive gauche, entre les deux ksour. Il en est aussi dans le thalweg, défendus contre les débordements par des murs en terre sèche, des levées de terre et des broussailles. C'est là que sont confinées les cultures, la sécheresse et l'aridité des environs n'en comportant pas.

Les arbres cultivés sont le pommier, l'abricotier, le grenadier, le pêcher, le figuier, la vigne, et enfin, dans les jardins de l'*Arba-el-Tahtâni*, le palmier. Le nombre des palmiers m'a paru d'environ deux mille : les dattes sont d'une qualité très inférieure.

Les légumes sont des courges de toute sorte, des navets, des ognons, des carottes, de la coriandre, du cumin, etc. On sème un peu d'orge. La garance croît spontanément, comme dans les autres ksour, mais elle est médiocre et peu courrue. Telles sont, avec les céréales, le laitage et quelques moutons achetés aux Arabes nomades, les ressources alimentaires des Arbaouât.

Dans les années de disette, et il en est de même pour les autres ksour, on met à contribution un certain nombre de végétaux croissant spontanément dans les environs. Nous en donnerons ici la liste pour ne plus y revenir. Dans ces années donc, on récolte le *goudzîn*, fruit du térébinthe, que l'on pile; le *dânoun*, que je crois une orobanche; l'*azoul*, une espèce d'ail; l'*aïhgan* et le *djerdjir*, deux espèces d'*éruca* ou de roquette; la mauve, *khobbeiz;* les férules, *kelkha;* le *nabk*, fruit du jujubier *sidra ;* des rumex, *hommeida; le guettaf*, atriplex halymus; le fenouil, *lesbâs;* les truffes, *torfas;* le fruit du thuya; quelques autres, enfin, dont je n'ai pu fixer la synonymie et que je ne connais que d'ouï-dire, comme le *guiz*, le *terfâl*, le *tartout*, le *hâr*, etc. On chasse même une sorte de gros lézard, le *deb*, que l'on prend dans le sable où il s'enfonce verticalement.

En raison de leur position sur la route du *Gourâra*, le commerce des Arbaouât est assez actif. Ce sont les femmes surtout qui en fournissent les matériaux par les tissus qu'elles fabriquent.

Les Arbaouât n'ont pas de troupeaux; mais dans le Nord, deux tribus que la nature du sol force à chercher incessamment de nouveaux pâturages, les *Trafi* et les *Oulad Zeyâd*, viennent déposer dans ces ksour leurs réserves de céréales, dont le transport continu serait par trop gênant. De plus, ces nomades n'ont pas le temps de mettre en œuvre la laine de leurs nombreux troupeaux. Ils viennent donc déposer aux Arbaouât, soit dans des maisons à eux appartenant, soit dans des magasins de location, une partie de leurs céréales, en même temps qu'ils confient leurs laines aux femmes des ksour qui les confectionnent : les produits ouvragés sont partagés par moitié. Les gens de l'Arba vont les vendre sur les marchés du Tell. Deux fois l'année, les nomades font le voyage des Arbaouât, auxquels n'est pas exclusif ce fait curieux de la vie saharienne.

Dès mon entrée dans les Arbà, je fus frappé de cette grande quantité d'ophthalmies que nous devions rencontrer dans tous les Ksour. Il en est de toutes formes et de toute gravité, depuis l'ophthalmie purulente jusqu'à la perte complète de l'œil. On pourrait presque compter les hommes âgés qui ont conservé intacts leurs deux yeux. Cette endémie doit s'expliquer par l'état des habitations étroites, mal aérées, mal éclairées, enfumées et mal propres, par l'action d'un soleil ardent et de vents chargés de particules sablonneuses, enfin par l'incurie caractéristique de la race.

Les fièvres aussi sont fréquentes, alimentées par les exhalaisons de la rivière, dont le lit se resserre pendant les chaleurs.

Je vis encore se produire publiquement et sans vergogne un trait du caractère arabe, la paillardise, comme dirait Rabelais. Des vieillards grisonnants ou blanchis, s'en venaient me demander des remèdes pour aider à leur impuissance qu'ils accusaient par des paroles et des gestes cyniques excitant la risée des assistants, parmi lesquels des enfants, qui n'étaient pas les derniers à rire de ces doléances. La religion musulmane consacre les jouissances charnelles comme la fin du mariage : il n'est donc pas étonnant que les Arabes viennent si fréquemment et si franchement demander aux médecins français les moyens d'exploiter aussi longtemps que possible ce que le Koran appelle le champ conjugal.

Pour les femmes, mes lunettes étaient un grand objet de curiosité. Les jeunes filles les regardaient avec un air effaré et ne tardaient pas à s'enfuir. Les moins sauvages s'étonnaient en me voyant les enlever et les replacer. Nous séjournâmes à l'Arba le lendemain. Comme toujours le temps fut beau, cependant les nuits étaient fraîches, surtout celle du 23 au 24.

CHAPITRE IV.

L'ABIAD SIDI CHEIKH.

En parlant des *Arbaouât* nous avons signalé un côté curieux de la vie saharienne, à savoir la solidarité qui existe entre les tribus nomades et les populations sédentaires des *ksour* : nous allons en signaler un autre.

En même temps que nous, partait de l'*Arba* une caravane composée de la tribu toute entière des *Rezaïna*, se rendant au *Gourâra*. Tous les ans, à cette époque, les *Rezaïna* font ce voyage qui dure trois mois. On emmène tout : femmes, enfants, vieillards, bétail et mobilier, sauf quelques grains laissés dans les *ksour*. On naît, on se marie et on meurt en route. Les femmes délicates et les enfants montent sur les chameaux en palanquins *(Atatich)*. La foule suit à pied. Des cavaliers dirigent et protègent la marche des troupeaux. Les *Rezaïna* font provision de laine, de beurre, de numéraire et de céréales. Ils rapportent du *Gourâra* des dattes, qui sont d'une qualité supérieure à celle des ksour. Les chameaux pouvaient s'estimer à deux mille et c'était la partie la plus pittoresque de la caravane avec leurs palanquins. La charpente des palanquins peut se comparer parfaitement à une couronne royale, elle est constituée par des branches de lauriers-roses, solidement attachées au bât par des lanières en cuir. Sur la carcasse du bât on étend un sac d'orge qui sert de siège. Des haïks ou des tapis ferment le palanquin.

Pendant que cette caravane défilait lentement, nous fîmes la grande halte sur une petite rivière, dans un bassin d'un horizon borné, rocheux et accidenté ; le long de la rivière poussait le tamarisque : dans les environs c'étaient le genêt et le térébinthe.

Après une légère ascension nous atteignîmes le col de *Ziah* d'où nous pûmes découvrir et embrasser la vaste plaine d'*El Abiad*. La colline que nous franchissions court d'Est en Ouest, parallèlement au djebel Tizmert, qui limite la plaine au Sud. Nous n'étions plus qu'à deux ou trois lieues d'*El Abiad*. Au col de *Ziahr*, le sol change subitement de nature ; le grès cesse d'apparaître sur les pentes méridionales pour faire place au calcaire. Le changement dans la nature du sol en entraîne un dans la végétation. Le *halfa* disparaît, et nous ne foulons plus que le *chih* et le *metnân* (passerina hirsuta). Quelques ravins recèlent des lauriers-roses dans leur lit et de maigres oliviers sur leurs berges.

Non loin du col, à gauche, et à quelques centaines de pas de la route, un Arabe me fit observer une dépression du sol, témoignage d'un miracle de *Sidi Cheikh*, dont nous parlerons en esquissant sa biographie.

La plaine est presque nue, jonchée de fragments d'une roche verdâtre, qui revêt parfois des nuances ferrugineuses, et que l'on serait tenté de prendre pour des aérolithes. La distance de l'*Arba* à l'*Abiad* est de cinq ou six lieues.

La nudité des environs de l'*Abiad*, l'étendue et la monotonie de cette plaine, où l'œil n'a pour se reposer qu'un groupe d'habitations rangées autour d'une tombe, invitent au recueillement. A mesure que nous avancions, nous nous sentions pris d'une vive curiosité, nous avions hâte de toucher à cette terre sainte, à cette petite *Mekke* du désert, de voir enfin le tombeau du saint homme qui apporta la vie dans cette solitude et dont le monument est toujours le centre de lointains pélerinages.

Aussitôt arrivée, la cavalerie se dirigea vers le tombeau de *Sidi Cheikh*, fit une ronde autour, et les officiers, mettant pied à terre, s'en furent le visiter. Du haut de l'escalier, le commandant de la colonne, ayant à sa gauche *Abou Bakr*, fils de *Sidi Hamza*, témoigna à ce descendant de *Sidi Cheikh* le plaisir qu'il avait d'être auprès de lui l'interprète de la satisfaction du gouvernement pour les services rendus par son père, l'engageant à marcher sur ses traces et sur celles de ses ancêtres. Une offrande fut ensuite distribué à l'administrateur de la koubba. Partout où nous passâmes, de pareilles offrandes furent faites, ainsi qu'aux fonctionnaires des mosquées, aux instituteurs et aux élèves. Quelques-unes de ces mosquées n'ont pas de revenus. Malgré leurs richesses, les gens de l'*Abiad* ne concevraient pas que l'on visitât le monument qu'ils vénèrent et chérissent comme une source jusqu'alors intarrissable de prospérité, sans y déposer une offrande. Je ne visitai pas une seule koubba, sans que les Arabes présents ne m'invitâssent à donner quelque chose en l'honneur du bienheureux défunt. Je finis par leur répondre que, chez nous, les choses se passaient autrement, que l'entretien des établissements religieux n'était pas abandonné à la générosité précaire des particuliers, mais était une charge du trésor; que, du reste, il était une autre manière d'honorer les saints, c'était de les imiter. Parmi mes auditeurs, il en était d'étrangers à la localité, que ma réponse fit sourire, et qui prirent plaisir à me la faire répéter.

Les visiteurs s'étant retirés, de la poudre fut distribuée, et les Arabes ne cessèrent toute la soirée de faire des fantasias autour du monument.

Avec de plus fortes dimensions, la koubba de *Sidi Cheikh* rappelle par la forme, celle de *Sidi Mâmer*. Elle peut avoir en hauteur une dixaine de mètres, dont un tiers pour la grande coupole, et les deux autres tiers pour la partie basse ou cubique. Aux quatre coins de la terrasse, sont des coupoles plus petites, disposition que nous rencontrerons dans plusieurs autres koubba. Une partie vestibulaire y est attenante du côté du Nord, haute de moitié, longue du double. A la distance de quelques mètres règne un mur d'enceinte d'un mètre d'élévation, relevé en pointe aux angles et au milieu de chacune de ces faces, pareillement à la terrasse de toutes les koubbas. L'édifice est soigneusement blanchi et dans un parfait état de conservation. On entre par la partie vestibulaire, d'où l'on pénètre à droite dans la chambre funéraire. Au milieu s'élèvent quatre piliers se raccordant en arcades ; dans l'intervalle, au-dessous de la grande coupole, est le tombeau de *Sidi Cheikh*, recouvert d'un catafalque sur lequel sont tendues de riches étoffes de soie. De beaux tapis couvrent le sol, et de petites lucarnes laissent pénétrer une faible lumière.

Voyons maintenant quel fut cet homme, vénéré dans le pays à l'égal des plus grands saints de l'islamisme.

Nous avons déjà donné la série des descendants de Mâmer jusqu'à *Sidi Cheikh*. Quelques-uns laissèrent après eux une réputation de sainteté confirmée par des miracles. Leur renommée s'étendit au loin. Tous ne furent pas inhumés dans leur terre natale, et si nous avons bonne mémoire, Bou Semaha fut enterré à Fez, où sa koubba se voit encore. Nous verrons à *Chellâla* celle de *Sidi Mohammed ben Sliman*. Celle de *Sidi Slîman* est à *Raçoul*.

Sidi Mohammed, père de *Sidi Cheikh*, épousa *Chefiria*, fille de *Sidi Ali bou Saïd*, dont la koubba est à *Raçoul*, et qui est le père des *Zerouâl* de *Stiten*. *Sidi Ali*, de la race du Prophète, fut un saint homme. Les *Zegdou* s'étaient un jour portés sur *Raçoul* et n'attendaient que le lever du soleil pour saccager le kasr, quand une colonne de feu sortit de la koubba de *Sidi Ali*, se jeta sur les ennemis et leur brûla les vêtements jusqu'à la peau. D'autres fois encore, des événements surnaturels ou extrordinaires protégèrent les habitants de *Raçoul* contre de nouveaux ennemis, et l'on ne manqua pas d'en faire honneur à leur patron.

Chefiria, enceinte de *Sidi Cheikh*, primitivement appelé *Abd-el-Kader*, se rendit un jour à *Raçoul*, chez son père, en compagnie de son fils aîné *Ibrahim*. Tout à coup, un lion se présente à leur encontre. « *Ibrâhim !* » s'écrie du sein de sa mère le petit *Abd-el-Kader*, « défends notre mère, ou bien je le ferai moi-même ! — C'est moi qui le ferai, » lui répond *Ibrahim*. Et saisissant le lion par l'oreille, *Ibrahim* le conduisit à *Raçoul*.

Mohammed, pressentant les destinées de son fils, voulut lui faire conférer les bénédictions des saints personnages de l'époque. Dès sa première enfance, il le conduisit chez le cheikh *El Hadj bel Amer*, dont nous avons déjà parlé. Celui-ci prit *Abd-el-Kader* entre ses bras, et, lui soufflant dans la bouche, comme pour le pénétrer de son esprit, il s'écria : « Je l'ai commencé ; c'est au *cheikh Abd-er-Rahman* de l'achever. (Littéralement : « Je lui ai donné l'alun ou le mordant ; *Abd-er-Rahman* lui donnera la teinture. »)

Abd-el-Kader fut donc présenté au *cheikh Abd-er-Rahman*, qui habitait dans le Maroc.

À l'âge de sept ans, *Abd-el-Kader* fut conduit par son père chez le *cheikh Abd-el-Djebbâr*, dont on voit le *maquâm* (1) à *Chellâla Dahranya*. Dès son arrivée à la demeure du *cheikh*, *Mohammed* quitta sa monture et invita son fils à descendre. Cependant *Abd-el-Kader* n'en fit rien. Sur ce, le *cheikh* dit au père : « C'est donc ainsi que vous élevez vos enfants dans des sentiments de l'orgueil? — Non, » repartit l'enfant, « ce n'est pas de l'orgueil : Dieu n'en souffre pas, dans le cœur de ses élus, la valeur d'une graine de moutarde. » Le *cheikh* se mit à gourmander l'enfant. Alors *Abd-el-Kader*, partageant l'espace avec la main, la terre se fendit, il en sortit des vagues et le sol s'enfonça sous les pieds d'*Abd el-Djebbâr*. *Mohammed* fit observer à son fils qu'il était malséant, en visitant quelqu'un, de l'accabler ainsi de sa supériorité. L'enfant fit signe à son père, et partageant de nouveau l'espace avec la main, les vagues disparurent et le sol s'exhaussa sous les pieds d'*Abd-el-Djebbar*.

Un jour une femme de l'*Abiad*, appuyée sur la margelle d'un puits, y laissa tomber l'enfant qu'elle avait au bras. Dans son désespoir, elle s'écrie : *Abd-el-Kader ! Abd-el-Kader !* Incontinent notre *Abd-el-Kader* s'élance à travers la terre, saisit l'enfant au moment où il allait toucher l'eau et le remet à

(1) Le *maquâm* est un monument commémoratif élevé au lieu où un saint personnage a dressé sa tente.

sa mère. Il rapporte même le turban tombé de la tête d'un Arabe penché sur le puits au moment de l'accident. Cependant l'invocation maternelle s'était fait entendre jusqu'à Bagdad. Du fond de sa tombe, l'autre *Abd-el-Kader*, le prince des élus, était accouru, fendant les terres et les mers. Quand il arriva, son assistance était inutile. « Pourquoi m'a-t-on appelé » demandât-il ? *Abd-el-Kader* le Saharien lui expliqua le fait. « Je suis plus grand saint que toi, répondit le Djilâni, et pour qu'à l'avenir on ne nous confonde plus, tu cesseras de t'appeler *Abd-el-Kader*, tu t'appelleras *Sidi Cheikh*. »

Ce nom resta donc à notre saint homme.

Le mérite de *Sidi Cheikh* lui suscita des envieux.

Ses parents même conspirèrent contre lui. Pour leur échapper, un jour, il s'enfonça dans terre, non loin du col de *Ziahr*, et ne reparut qu'à l'*Abiad*, pendant que sa monture le suivait à la piste dans sa marche souterraine.

Une autre fois il réprima leurs aggressions en les faisant entrer dans terre. Cependant il ne voulait pas leur mort ; mais les faisant réapparaître, il leur adressa ces paroles : Il ne sortira jamais de vous, ni saint, ni conquérant. »

Le kasr de *Bou-Alem* doit le nom qu'il porte à ce que Sidi Cheikh, étant allé visiter son fondateur *Mimoun ben Mohammed*, y planta son drapeau (*Alem*).

Monté sur sa mule, *Sidi Cheikh* s'en fut un jour dans le Tell, jusque chez les *Terara*. La sécheresse était grande dans le pays. En arrivant, il demanda que l'on fit boire sa monture : on lui répondit qu'il n'y avait plus d'eau. « Eh bien, » dit-il, « jetez lui la bride sur le cou et laissez la faire. La mule gravit une montage, et, au sommet, frappant du pied la terre, en fit jaillir une source qui coule encore. Les gens du pays voulurent retenir *Sidi Cheikh*, persuadés que les bénédictions du ciel étaient avec lui : *Sidi Cheikh* refusa, « suivant en cela le conseil de sa mule » dit la légende.

Sidi Cheikh donnait beaucoup de temps à la prière et à la contemplation. Pour y vaquer plus à l'aise, il se retirait dans des cavernes dont on a compté jusqu'à cent vingt. Il mettait dans son ascétisme un raffinement qui rappelle l'histoire de certains anachorètes. Avant de céder au sommeil, il nouait à sa touffe de cheveux une corde qu'il attachait d'autre part au faîte de la cellule, afin qu'au moindre mouvement il se réveillât, et pût renouveler ses entretiens avec Dieu. La dernière des cellules habitées par *Sidi Cheikh* était au pays d'*Antar*. Il y demeura cinq ans, cinq mois, cinq jours et cinq heures.

Sidi Cheikh fut le fondateur d'un ordre religieux qui a des affiliés dans tous les ksour, concurremment avec les ordres religieux établis en Algérie, mais qui ne s'étend guères au-delà.

Cependant *Sidi Cheikh* dut payer son tribut à la mort. Sentant sa fin approcher, il recommanda aux assistants, aussitôt qu'il aurait rendu l'âme, de le déposer sur sa mule blanche et de le laisser aller. A la première pause qu'elle ferait, on descendrait son corps et on le laverait : à la deuxième on l'enterrerait en ce lieu même. La scène se passait à *Raçoul*. Les volontés du mourant furent exécutées. La mule s'arrêta une première fois au lieu dit aujourd'hui la fontaine des lotions, *Aïn el Mer'acil*, en commémoration de ce qui eut lieu, conformément aux vœux du défunt. La seconde fois elle s'arrêta au lieu même où s'élève la koubba de *Sidi Cheikh*.

Telles sont les légendes locales arrivées à notre connaissance. Nous n'avons pas cru devoir en taire aucune, afin de mieux faire apprécier soit notre saint personnage, soit l'influence prestigieuse dont jouit encore aujourd'hui son descendant.

Nous allons maintenant consulter la tradition désintéressée, pour restituer à *Sidi Cheikh* sa véritable figure historique.

Le Marocain *El Aiachi*, fesant le pélerinage de la Mekke dans la seconde moitié du dix-septième siècle de notre ère, traversa le pays illustré par Sidi Cheikh. Voici ce qu'on lit dans la relation de son voyage sous la rubrique d'*El Koleya*, petit kasr à moitié chemin de l'*Oued Mezab* au *Gourâra*.

El Kolia a été habité par le *Cheikh el Hadj Sidi Abou Hafs*, fils du *ouali* (saint) du *saleh* (juste) *Sidi Abd-el-Kader ben Mohammed ben Sliman ben Bou Semaha*, marabout qui est connu dans le pays sous le nom de *Sidi Cheikh*, nom par lequel ses enfants sont encore désignés jusqu'à présent. Le saint personnage a eu beaucoup d'influence dans le Tell comme dans le Sahara, et son fils (Abou Hafs) en a encore plus que lui. Ce dernier est un homme intelligent, vertueux, qui a passé presque toute sa vie en pélerinages, jusqu'en 1071 (1661), époque de sa mort. Il a été enterré auprès de son père dans le cimetière particulier de leur famille que l'on appelle *El Abiad* et qui est près de *Bou-Semroun* (1).

El-Aïachi passait à *Koleya*, deux années seulement après la mort d'*Abou Hafs*.

Sidi Cheikh fut père de six enfants :

Sidi El-Hadj Abou Hafs ; — Sidi Mohammed Abd-Allah ; — Sidi El-Hadj Abd-el-Hakem ; — Sidi ben Eddin ; — Sidi ben Ech Chikh ; — Sidi Abd-er-Rahman.

Suivant *El Aïachi*, *Abou Hafs*, dont le nom se prononce dans le pays *Abou Haous*, fut le principal héritier de l'influence paternelle. Le même voyageur ajoute qu'il passa une partie de sa vie en pélerinages. Les traditions locales rapportent aussi qu'*Abou Hafs* exécuta jusqu'à trente-trois fois le pélerinage de la Mekke. La dernière fois, il y mourut et y fut enterré. Cependant son père lui apparut et obtint du ciel qu'il serait rendu à la vie, à la condition qu'il viendrait concourir à l'érection d'une mosquée à l'*Abiad*.

Abou Hafs fit le trajet, sans boire ni manger. Arrivé dans son pays natal, et son vœu accompli, il mourut de rechef et fut définitivement enterré. Nous dirons plus tard l'emplacement de sa koubba.

Le don des miracles se manifesta chez d'autres enfants de *Sidi Cheikh*.

---

(1) Traduction de M. Berbrugger.

Sidi Mohammed Abd-Allah fut, un jour, menacé par une partie des *Zenakha*. Sur sa prière, le ciel fit sortir de terre des vagues qui envahirent le pays et engloutirent les méchants, tandis que le sol s'élevait sous les pieds des bons, et formait des buttes qui se voient encore.

Abou Hafs voulut un jour forcer son frère *Abd-el-Hakem* à se fixer à l'*Abiad*. Sur son refus il l'enchaîna et le chargea sur un chameau. *Abd-el-Hakem* invoqua le ciel : le chameau creva, ses chaînes tombèrent et il marcha quelque temps en l'air, jusqu'à ce que son frère, l'ayant assuré qu'il cesserait ses contraintes, il redescendit à terre.

Sidi Hadj Eddin, fils d'*Abou Hafs* était mort loin de l'*Abiad*, et son fils s'était mis en route pour ramener ses restes auprès de ceux de ses pères. En arrivant, il trouva le corps de son père déposé dans une chambre et fit ses préparatifs pour l'enlever le lendemain. Mais, le lendemain, le corps avait disparu. Le même fait se répéta trois jours de suite, jusqu'à ce que le défunt apparut à son fils et lui témoigna le désir d'être enterré au lieu où il se trouvait.

Nous ignorons à quelle époque la puissance des miracles a cessé de se manifester positivement dans la descendance de Sidi Chikh et nous n'avons pas recueilli de prodiges d'une date récente. Quoi qu'il en soit, la foule croit toujours cette puissance, le *barakât*, virtuellement affectée au chef de la race. Cette croyance nous rend compte du concours des pélerins au tombeau de *Sidi Cheikh* et des hommages recueillis par *Sidi Hamza*.

Telle est la généalogie qui nous en a été donnée :

Abou Hafs. — Hadj Eddin. — Ben Eddin. — Naïmi. — Abou Bakr. — Naïmi. — Abou Bakr. — Si Hamza.

Non seulement les tribus arabes comprises dans la dénomination générale d'*Oulâd Sidi Cheikh*, mais bien d'autres encore se sont constituées les tributaires de la famille. Plusieurs localités du Gourara même viennent apporter leurs offrandes, ainsi Tabelkouza, Deldoul, etc.

La liste complète de ces offrandes serait fastidieuse ; nous en donnerons une idée en quelques mots.

Les Trafi donnent par tente un mouton, un pot de beurre, une musette d'orge et une de dattes. C'est encore l'offrande des *Laghouati*, des *Beni Matar*, des *Oulad Sidi Khalifa*, des *Rezaïna*, des *Ouled Zeyad*, des *Mehaya*, des *Serour*, etc.

Les ksour du voisinage apportent des moutons, des navets, des grenades, etc. Les gens de *Raçoul*, font en masse un pélerinage annuel à l'*Abiad*, et chacun y fait une offrande en rapport avec ses moyens. Les villages du *Gourâra* donnent une mesure de dattes par tête d'adulte, ou bien six sous, comme les *Meharza*.

La grande majorité de ces revenus est la propriété des descendants de *Sidi Cheikh* : quelques-uns sont affectés à l'entretien des certaines koubbas ; d'autres aux serviteurs nègres depuis longtemps attachés à la famille.

Outre ces offrandes plusieurs localités égorgent aussi des victimes en l'honneur de différents membres de la famille de *Sidi Cheikh*.

La plaine d'*El Abiad* peut avoir une longueur de dix lieues sur une largeur un peu moindre. C'est à peine si quelques plis de terrain accidentent cette surface, aride et rocailleuse, surtout aux environs des ksour.

Au milieu d'une légère dépression du sol s'élève le tombeau de *Sidi Cheikh*. autour duquel sont groupés, sur de petites buttes, cinq ksour, deux à l'Est et trois à l'Ouest, à une distance de quelques centaines de mètres. Des semis d'orge, de jardins, quelques bouquets de figuiers, quelques palmiers occupent l'espace compris entre les ksour et le monument.

Les ksour de l'Est portent les noms de *kasr ech-Chergui* (ksar de l'Est) et de *Sidi Abd-er-Rahman*. Ceux de l'Ouest sont le *kasr el Kebir* ou de *Sidi el Hadj Ahmed*, *Oulad Bou-Douaïa* et *Abid Réraba*. La population totale m'a paru s'élever à environ 2,000 âmes.

Le *kasr ech-Chergui* est le plus grand des ksour. Sa fondation remonte à l'an 1220 de l'Hégire. Il n'est pas peuplé en raison de son étendue. Comme tous les autres ksour il est enceint d'un fossé. Au Sud est la porte, à côté d'une plantation de palmiers, appartenant à *Sidi Hamza*, et les plus beaux de l'*Abiad*. Au Nord, est une enceinte où sont massées les koubba de quatre enfants de *Sidi Cheik*, *Sidi Bou-Hafs*, *Sidi Mohammed ben Abd-Allah*, *Sidi ben Eddin*, *Sidi Abd-el-Hakem*, les koubba se ressemblent toutes : à part les petits dômes qu'elles n'ont pas et la terminaison angulaire de leur coupole, elles ressemblent au monument de *Sidi Cheikh*. La koubba de Sidi Bou Hafs a des dimensions plus considérables que les autres.

A deux cents mètres au Nord, est assis sur une butte le petit kasr de *Sidi Abd-er-Rahman*, qui n'a que deux ou trois maisons habitées. Tout près est le monument de *Sidi Abd-er-Rahman*, construit sur le modèle des précédents, avec un surcroît de quatre petites coupoles.

En face du *kasr ech-Chergui* est celui de *Sidi el Hadj Ahmed*, dit aussi *kasr-el-Kebir*. *Sidi Cheikh* en fut le fondateur aussi bien que de sa mosquée.

Les deux autres ksour occidentaux, qui se succèdent au Sud du *kasr-el-Kebir* sont d'une date plus récente. Celui des *Abid Réraba*, comme son nom l'indique, est habité par des Nègres depuis longtemps attachés à la famille, et qui ont leur part spéciale dans les offrandes.

Un peu plus au Sud est la koubba de *Sidi Brahim*, frère aîné de *Sidi Cheikh*.

Toutes ces koûbba sont d'une bonne construction et l'œuvre de maçons venus de *Figuig* : elles sont bien entretenues et d'une parfaite blancheur.

Il fut un temps, peut-être à l'époque de la construction des koubbas, où l'on travaillait la chaux et le plâtre à l'*Abiad*. A quelques pas au Sud de *Sidi Brahim* se voit un four à chaux, d'une bonne construction, mais aujourd'hui tombé en ruines. Là aussi, la pierre affleure, mais la paresse indigène est rebutée sans doute par la difficulté de l'extraction.

Les habitations privées sont moins bien bâties. Comme aux *Arbaouât*, on emploie la terre séchée en forme de moellons. Les tours, les murs d'enceinte, les maisons qui les continuent par un de leurs côtés, sont d'une construction meilleure et percés de créneaux.

Les maisons se composent de plusieurs petites pièces, autour d'une cour centrale. Quelques-unes ont un premier étage. Souvent au rez-de-chaussée une petite pièce largement ouverte, pour ne pas être enfumée, sert de cuisine.

Les portes sont en bois de palmier relié par des traverses en tamarisque. La planche du coin, prolongée en haut et en bas, sert de pivot. C'est encore sur des poutres en bois de palmier couvertes d'un lit de *djerid*, que reposent les terrasses.

A travers les portes entr'ouvertes on apercevait les femmes occupées à tisser. L'appareil est vertical. A travers la chaîne, divisée par des roseaux, elles passaient lentement à la main, la laine fréquemment rompue.

Le sol de l'*Abiad* recèle des gisements de plâtre, de chaux et d'argile. Un calcaire est employé pour blanchir les tissus, et un argile savonneux pour les laver.

Il n'y a pas d'eau vive, mais une centaine de puits que l'on est souvent obligé d'abandonner, pour en creuser d'autres. L'eau monte à deux ou trois mètres du sol. Chaque puits est couronné par une petite butte terminée par une plateforme, avec une enceinte, d'où s'élèvent deux montants en maçonnerie, dans lesquels sont fichées des traverses. Les traverses supportent un système de bascule auquel est attachée une corde tirée par un mulet, lors de l'extraction de l'eau. Ces puits sont massés pour la plupart au Sud du kasr *ech-Chergui* à travers des palmiers clair-semés. Quand de la koubba de *Sidi Brahim*, on regarde au Levant, l'œil n'aperçoit pas autre chose que ce pêle-mêle étrange de puits et de palmiers derrière lesquels rien ne s'élève à l'horizon.

Les palmiers sont en petit nombre, peut-être un millier, ne donnant que de mauvaises dattes.

Les cultures et le commerce portent sur les mêmes objets qu'aux *Arbaouât*. On chasse particulièrement l'autruche. La vente des plumes paraît monopolisée entre les mains de Si Hamza et nous eûmes de la peine à nous procurer quelques objets de mince valeur. La paire d'ailes se vend de cinquante à cent francs. Je payai cinq francs le dos d'un *delim* ou autruche mâle. Nous vîmes, en différents ksour, une douzaine d'autruches privées, appartenant au seigneur de l'endroit.

J'ai trouvé dans de l'*Abiad* moins d'infirmités, plus d'aisance et de propreté que dans les autres ksour, plus d'urbanité aussi, mais avec un léger levain de superstition et de fanatisme.

Dès que l'on m'entendit parler arabe et religion musulmane là comme ailleurs, on ne tarda pas à me demander pourquoi je m'en occupais, si je voulais me convertir.

J'en entendais se dire : *Hadak iaref rabbi*, celui-là connaît Dieu ; d'autres : *Hadak arbi gâá*, il est tout-à-fait Arabe.

Quelques filles fréquentent les écoles de l'*Abiad*. On y parle plus purement que dans le *Tell*. A l'*Abiad*, le *raïn* commence a prendre la valeur du *g* dur : on sent le voisinage des berbères de *Bou-Semroun* (prononcé *Bou-Semghoun*).

On sut bientôt que j'étais médecin, et pendant nos deux journées de séjour, je vis quelques malades. Aux *Arbaouât* on m'appelait quelquefois *mdaoui*, guérisseur : ce nom revînt encore à l'*Abiad* : d'autres m'appelaient soit *tebib*, soit *hakîm*.

Je fus frappé de la quantité moindre d'ophthalmies.

Plusieurs hommes me firent voir des syphilides.

Un plus grand nombre vinrent me demander des aphrodisiaques. Je fus consulté pour quelques femmes stériles, par les maris. Les derniers cas m'offrirent peu d'intérêt : tantôt il eut fallu renouveler le miracle que Dieu fit pour Abraham et Sarah ; tantôt mon enquête avait peine à se compléter. Cependant une jeune femme, affectée d'une tumeur hypogastrique, se prêta à mes recherches avec une aisance parfaite.

CHAPITRE V.

NOKHEILAT ET BOUSEMR'OUN.

On resta deux jours à l'*Abiad*, par un beau temps, et l'on en partit le 27 novembre, par un temps également beau.

Nous marchions sur un terrain rocailleux, dans la direction du Sud Ouest, ayant en face le djebel *Tamedda*, à droite le *Mouilah*, et à gauche le *Tizmert* continué par le djebel *Elasbou*, la montagne des Dents, ainsi nommée des nombreux pitons qui en dentèlent le sommet.

A deux lieues de l'*Abiad*, nous rencontrons une sorte d'oasis sablonneuse où poussaient le *halfa*, le genêt, le térébinthe et le jujubier *sidra*. Après une course égale, nous descendons au bord d'un petit lac, laissant à droite les ruines d'un kasr du nom de *Mechigguen*.

La pièce d'eau, qui porte le nom de *Daya Mechigguen*, est toute bordée de tamarisques. L'eau en est passable.

La végétation de ce bas-fond, sortant des pentes y attenantes, est toute particulière : il est envahi par le *baguel* et des touffes arrondies d'une synanthérée que les Arabes m'appelèrent *arfadj*, et qui pourrait bien être l'*afradj*, de M. Prax, d'autant plus qu'il en fait un *xeranthemum*.

Au sortir du bas-fond nous foulons un sol aride, couvert de fragments siliceux et ferrugineux : par intervalles, nous rencontrions des îlots de sable et avec eux de l'*arfadj*. Dans la seconde moitié de la route et dans la journée du lendemain, nous vîmes à plusieurs reprises cette intermittence de sable et d'*arfadj*.

Nous entrâmes bientôt dans un terrain meilleur, tout récemment inondé, conservant encore de l'eau dans quelques replis, et, en divers points, une couche de limon reluisante au soleil. Ce sol, d'une richesse qui contrastait avec l'aridité des environs, était couvert de genêt, d'*alenda*, de *remets* et de *baguel* en buissons pressés et bien nourris.

Le *remets* est un végétal qui m'a paru du même genre que le *baguel :* c'est le même port, ce sont les mêmes bractées verdâtres, avec une nuance différente.

L'*alenda*, qui est un *éphœdra*, conifère, se rapproche du genêt quant à l'aspect général, et de loin il est facile de les confondre : de près on distingue facilement l'*alenda* par ses tiges articulées. Moins abondamment on rencontrait une autre plante particulière à ce canton, le *noquet*, synanthérée qui m'a paru se rapprocher du genre *doronicum*.

Dans la crainte de ne plus trouver d'eau, l'on s'arrêta, et pendant que nous établissions le camp, des lièvres s'échappaient de tous les buissons. Les soldats baptisèrent cet endroit du nom de *Camp des lièvres*.

La localité nous fut donnée comme dangereuse et infestée de pillards qui, se cachant le jour dans les montagnes voisines, viennent la nuit piller les caravanes. Nous eûmes une alerte. Un Arabe égaré dans la broussaille, se mit à crier : on crut un instant à une surprise ; chacun fut sur pied ; et on lança des cavaliers en éclaireurs. Nous en fûmes pour nos frais.

On partit le lendemain 28, de bon matin. Nous avions à faire une étape d'une douzaine de lieues, toujours dans la direction du Sud-Ouest, excepté à une lieue du bivouac où l'on tourne brusquement à l'Ouest.

Pendant deux heures nous foulâmes un sol uni, tantôt pareil à celui que nous venions de quitter, tantôt rocailleux, et alors au lieu de *chih* nous trouvions une plante que je pris pour une globulaire, et que les Arabes me dirent s'appeler *melfet el khadem*.

Nous descendîmes ensuite dans le lit d'un torrent qui coule à travers la coupure de *Tiferhaït*. En ce point est rompue la chaîne qui continue le Djebel Mouilah, et se prolonge encore, pendant quelques lieues, le sommet accidenté de nombreux pitons qui de loin ressemblent à ces vieux restes de châteaux gothiques espacés le long de la chaîne des Vosges. En face, au Couchant, se dresse une chaîne plus considérable, qui court au Sud où elle se termine par le Djebel *Tamedda*.

Entre ces deux chaînes s'étend un long couloir, qui n'a qu'une demi lieue de largeur et débouche au Midi.

A deux kilomètres de la gorge de *Tiferhaït*, nous fesions la grande halte au milieu du *dryn*, de *l'arfadj*, de *l'alenda* et des térébinthes.

Engagés dans ce couloir, nous marchons droit au Midi. A mesure que nous avançons le sol s'accidente. Plusieurs fois nous traversons un cours d'eau qui aboutit à *Tiferhaït*, constamment à sec, ombragé de quelques térébinthes et même de quelques oliviers annonçant la présence de roches calcaires. Cependant le grès ferrugineux apparaissait toujours, non seulement sur les crêtes du *Tamedda*, mais en petits soulèvements le long de la route.

Fréquemment le sol était jonché de fragments siliceux d'une remarquable structure, dont beaucoup auraient mérité la taille. Les plus beaux étaient olivâtres avec des couches concentriques d'un ton clair.

Après une marche de quatre heures, la chaîne de gauche expire et l'horizon s'agrandit. Au Levant, s'allonge indéfiniment la plaine, sillonnée par le lit à sec de l'*Oued Kheroud*, la rivière du ricin, venant du côté de l'Abiad. A droite nous apercevons plus distinctement le plateau qui couronne le *Tamedda*, formé par une large assise, légèrement inclinée vers le Sud. En face de nous, dans le lointain, la plaine s'accidentait de nombreux reliefs tumulaires dont le plus considérable porte le nom de *Djebel Medouar*, la montagne arrondie : derrière ces saillies tumulaires apparaissent des crêtes rappelant les montagnes du Tell.

Nous avions fait tout au plus la moitié de l'étape. Dès lors le sol change entièrement d'aspect : la terre végétale disparaît à peu près complètement. Nous marchons sur le grès, tantôt étalé en larges masses nues, tantôt parsemé de rocaille, tantôt dans les endroits déclives, recouvert d'une mince croûte de gazon. Le temps est chaud : le pauvre fantassin, chargé de rallier les chameaux, crie la fatigue et la soif.

Nous appuyons toujours à droite : après avoir un peu descendu et traversé le lit d'un torrent, nous tournons définitivement à l'Ouest, à travers les roches, apercevant dans le lointain quelques bouquets de palmiers aux flancs du *Tamedda* : c'était *Nokheila*, notre étape, où nous arrivâmes au soleil couchant. Au pied et au Midi de la montagne, s'élève une arête rocheuse dont, en un point, le sommet est tronqué et légèrement excavé : c'est là que nous campâmes, serrés les uns contre les autres, ayant de la peine à enfoncer nos piquets de tente. La nuit, heureusement, fut calme.

La montagne de *Nokheila*, prolongement du *Tamedda*, figure un vaste cône surbaissé, aux flancs nus et creusés de ravins, dont quatre ou cinq sont parsemés de maigres palmiers, surtout en bas. Vers la partie moyenne du versant, au point qui regarde directement au Sud, est le principal groupe, celui qui constitue à proprement parler l'oasis. C'est à ces différents groupes de palmiers que la localité doit son nom de *Nokheila*, les petits ou les quelques palmiers.

Nokheila fut jadis habité. On voit encore, à l'Est du grand massif, une enceinte assez bien conservée. Un peu plus haut, s'élève une tour. Là, les pentes sont moins raides et, du milieu des palmiers, sourdent quelques petits filets d'eau qui vont se réunir dans un lit raviné, creusé à travers les roches. Pendant l'été, nous dirent les Arabes, un voyageur trouve à peine de l'eau pour lui et sa monture. C'est sans doute à cette aridité, autant qu'au peu de sécurité, qu'il faut attribuer l'abandon de la petite oasis.

Le nombre des palmiers peut s'élever à un millier. Nous trouvâmes beaucoup de petits régimes, à dattes maigres et non encore mûres.

Le paysage avait au Sud un singulier cachet de sauvagerie. Du milieu d'une plaine aride et rocailleuse s'élevaient soit des arêtes rocheuses, soit des tumulus dont le plus considérable n'était autre que le djebel *Medaouar*. Nous étions au seuil du désert : pour atteindre la lointaine oasis du *Gourara*, on ne rencontre plus d'habitations. C'est le pays des *laroui*, des *ouahch*, des gazelles et des autruches. *Nokheila* fut le point culminant de notre course vers le Sud.

Le lendemain 29, nous marchions en plein Nord. Nous étions dans une vallée, large d'environ deux lieues, bornée d'une part par le *Tamedda* et de l'autre par le djebel *Tanoût*. La route était le plus souvent rocailleuse, sablonneuse et tapissée par le *dryn*. Aussi bien qu'à *Nokheila*, nous rencontrions fréquemment les crottes musquées des gazelles, mais plus abondamment que jamais. Le long des torrents poussaient des oliviers assez nombreux.

Après une course de quatre à cinq heures, nous touchons à *Bou-Semr'oun* et nous y campons, au milieu de petites ondulations sablonneuses.

De curieux renseignements, que nous avons puisés dans la relation du voyage d'El-Aïachi, traduite par M. Berbrugger, il résulterait qu'à son retour de la Mekke, *Sidi Cheikh*, suivit la route habituelle et passa par *R'açoul*, *Arbâ* et *Bou-Sem'roun*. Dans le *Rouba* de la traduction, nous croyons voir les deux *Arbâ*. Les *Aroudt-er-r'erbia* nous paraissent être les *Laghouat* du *Ksel*, plutôt que les habitants de la ville de *El-Aghouat*. Un autre pèlerin, dont la relation a été également traduite par M. Berbrugger, *Moula Ahmed*, suivit la même route, aller et retour. Les *Rebaouât* de *Moula Ahmed* sont nos *Arbaouât*, ou les deux *Arba*.

Or, voici ce que nous lisons dans Moula Ahmed, auquel nous aurons bientôt occasion de faire de nouveaux emprunts : « Le pays a pris son nom du premier qui s'y établit, *El Ouali es-Saleh Abou-Semr'oun*. Quand ce saint personnage mourut, on l'enterra dans cet endroit. »

Nous n'avons pas vu la *koubba* du saint homme.

A la hauteur de *Bou-Semr'oun* se dresse le haut et large massif de *Tamedda*, aux flancs zébrés de strates parallèles, parsemés de thuyas et de genévriers rabougris, aux pieds creusés de ravins flanqués de gros contreforts.

En face, au couchant, est le *Tanout*, qui décrit une grande courbe très légèrement accidentée. Ses pentes supérieures sont à peine ravinées ; l'œil cherche en vain l'écoulement des eaux pluviales ; puis des ravins tortueux se creusent et descendent rapidement.

Aux pieds du *Tanout*, comme aux pieds du *Tamedda*, court une colline parallèle.

Au Sud, la vallée de *Bou-Semr'oun* a vue sur le djebel *Medaouar*, qui laisse entrer largement les vents chauds du Midi. Au Nord, une colline la sépare du bassin de *Chellâla*.

La vallée est partout couverte de dryn clairsemé de buissons de genêts.

Pour la première fois nous étions dans un vrai pays de dattes. L'*Abiad* en donne très peu. L'*Arba Tahtâni* n'en donne que de médiocres. Les dattes de *Bou-Semr'oun*, bien qu'inférieures à celles de quelques autres oasis de l'Ouest, sont bonnes, mais paraissent ne pas se conserver longtemps.

Les palmiers remplissent le lit évasé d'un petit cours d'eau, coulant du Nord au Sud, plus rapproché du *Tanout* que du *Tamedda*.

Le kasr est bâti sur la rive gauche, dans les mêmes conditions que les deux *Arbâ*. En aval et en amont s'étalent les palmiers sur une étendue d'une lieue et sur une moyenne de deux ou trois cents mètres de large. Supérieurement, ils sont abandonnés à eux-mêmes, par la raison, m'a-t-on dit, qu'il était impossible de les garantir contre le pillage des Arabes. Nos soldats purent à leur aise couper de belles cannes de palmiers. On choisit de préférence les palmiers mâles dont les *djerid* sont généralement tachetés.

Le nombre des palmiers de *Bou-Semr'oun* peut s'estimer à quatre ou cinq mille en culture ; les autres me paraissent en nombre presque égal.

A un kilomètre au-dessus du kasr, naît sur la rive droite une fontaine qui donne abondamment une eau limpide.

Un peu plus bas, vers le point où les palmiers commencent à devenir une propriété sérieuse, c'est-à-dire au point où les jardins sont enclos, le lit de la rivière fait un coude ; et on rencontre les ruines d'un aqueduc transversal, qui portait sans doute l'excédant des eaux sur la rive gauche. On jouit là de la plus belle vue que j'aie jamais rencontrée dans les oasis, si ce n'est à celle des *Beni Saüik*, sur les pentes méridionales de l'*Aurès*. Le lit de la rivière s'est élargi ; les eaux s'étendent en nappe en avant de l'aqueduc ; la berge droite descend lentement jusqu'au torrent, chargée de beaux massifs de palmiers entremêlés d'autres arbres fruitiers et enceints de murailles ; des touffes de joncs, des bouquets de lauriers-rose et des buissons de tamarisques poussent au milieu du Thalweg : à gauche, la berge, haute de deux ou trois mètres, s'élève verticalement et se continue par des pentes raides, complantées aussi de palmiers : dans le lointain apparaît, à travers quelques éclaircies et au-dessus des panaches flottants des palmiers, le *Tamedda*.

Au-dessous de l'aqueduc, les palmiers sont très-compacts. A la hauteur du kasr, ils s'éclaircissent, la rivière s'élargit et la roche apparaît. Un barrage arrête les eaux et en facilite la distribution.

Une petite tourelle s'élève sur une roche, soit pour observer les pillards, soit pour tirer sur les oiseaux, qui, eux aussi, ont leur part de la récolte. A eux appartiennent certains régimes haut montés, où la main ni le bâton ne peuvent atteindre.

Les plantations continuent en aval, sur une étendue de deux ou trois kilomètres, massées surtout sur la rive droite. Là se voient les ruines d'un kasr, jadis habité par les *Ouled Moussa*, dont nous reparlerons tout-à-l'heure. Comme en amont, les derniers palmiers d'aval sont abandonnés.

Nous étions à l'époque de la cueillette. Les régimes se payaient d'un à deux francs et pesaient une dizaine de livres.

Les dattes de *Bou-Semr'oun* sont grosses, brunâtres et très-sucrées : elles ne nous paraissent pas susceptibles d'une longue conservation. Un palmier donne une dizaine de régimes.

Les arbres fruitiers cultivés dans les jardins sont surtout les figuiers, les grenadiers, les abricotiers et la vigne. Moula Ahmed dit avoir mangé, près de *Bou-Semr'oun*, des raisins, qui n'ont pas leurs pareils pour la douceur et la grosseur. Les jardins sont parfaitement entretenus et enceints de murs en terre, souvent recouverts de branchages en djerid, à l'instar de nos fragments de bouteilles cassées. Des rigoles y amènent l'eau, tant pour les semis que pour les palmiers.

La culture potagère est très-soignée. Les légumes les plus communs sont les navets et les ognons, puis les carottes et les courges : tous atteignent de fortes proportions. Nous laissâmes quelques pommes de terre qui furent reçues avec empressement.

Ainsi que dans les autres ksour, la garance *(foua)* croît spontanément, mais elle est de qualité inférieure et n'est employée qu'à défaut d'autre matière tinctoriale. On recueille l'écorce de grenade pour teindre en jaune.

Nous vîmes encore de nombreux semis d'orge.

La chasse est aussi une ressource pour les habitants de *Bou-Semr'oun*. Les montagnes voisines nourrissent de nombreux *laroui*, notre mouflon à manchettes, espèce remarquable par ses longues et grosses cornes recourbées, les calus de ses genoux et les crins qui lui garnissent l'avant-train.

On rencontre aussi des *ouahch* ou antilope, animal qui se domestique facilement, des gazelles et des autruches. Pendant notre séjour à *Bou-Semr'oun*, quelques officiers allèrent en partie de chasse au *djebel Medouar*, et en rapportèrent deux larouis, de la force d'un gros mouton.

Nous pûmes acheter quelques peaux de *laroui* et d'autruche.

Les montagnes voisines fournissent du sel d'une excellente qualité. On y trouve même de l'alun et l'on m'en apportat sous forme amiantacée.

Nous avons déjà dit que *Bousemr'oun* était assis au bord de la rivière, comme les *Arbaouât*. Son enceinte ne présente pas ces tours que nous avons vues dans les autres ksour. Au Nord est un fossé qui s'élargit démesurément à l'Est et aboutit au Sud, dans un ravin qui le continue.

Le kasr a trois portes : deux à l'Ouest et une à l'Est. On arrive à celle-ci par un pont en bois de palmiers jeté sur le fossé d'enceinte.

En entrant par la porte de l'Est, percée en ogive, on arrive bientôt à une place entourée de bancs en pierre ; une rue couverte, également garnie de bancs y vient aboutir.

Au Nord se détache de la place une rue, la plus longue et la plus régulière de toutes, mais aussi la plus sale : on pourrait l'appeler : *Via stercoraria*. Tout un côté est bordé d'une série de petites latrines dont la fosse est garnie de paille ou d'autres débris végétaux. A *Bou-Semr'oun* on ne perd pas la moindre parcelle de déjection humaine. Dans les cours des maisons on rencontre toujours un monceau d'immondices où sont entassées avec des cendres et de la boue, des détritus de toute sorte de provenance, des déjections humaines et animales, le tout soigneusement recueilli et conservé pour engraisser un sol pauvre en humus.

Bou-Semr'oun est le kasr le plus infect, le plus malsain et le plus industrieux que nous ayons rencontré. La pierre entre en notable proportion dans les constructions. Les maisons ont généralement un rez-de-chaussée et un premier étage. Au rez-de-chaussée sont une sorte de cuisine, des écuries et le hideux tas d'immondices. Le premier étage est habité constamment, à part le moment des fortes chaleurs. Quelques maisons se font remarquer par une riche ornementation. Les serrures sont confectionnées en bois et d'une façon aussi ingénieuse qu'originale. La porte est fermée par une barre transversale, que l'on appelle *drâ*, le bras, et qui se meut dans une mortaise dont est creusée une pièce de bois hémisphérique fixée à la porte et que l'on appelle, à cause de sa forme, *fa kroûn*, la tortue. Le bras est maintenu à l'état de fermeture par une dizaine de petites chevilles libres, qui tombent de la paroi supérieure de la mortaise et par leur propre poids dans autant de trous percés dans le bras et pareillement disposés. Le bras est évidé dans son sens longitudinal. Pour ouvrir la porte, il faut dégager le bras des chevilles qui le tiennent arrêté. A cet effet, on engage dans son évidement, la clef, *meftah*, sorte de petit rateau, portant des chevilles en nombre, en grosseur et en disposition identiques à celles engagées dans le bras : on applique ces chevilles sur les trous ; les chevilles mobiles sont soulevées ; le bras est libre et la porte peut s'ouvrir. Une clef ne peut servir qu'à la serrure pour laquelle on l'a faite. On applique la clef en introduisant la main de dehors en dedans à travers une ouverture dont la porte est percée.

J'eus occasion de voir fabriquer ces serrures par un menuisier ambulant qui les vendait au prix d'un franc. Il fabriquait aussi des cuillers. Quelques limes, un petit rabot monté sur fer et gros comme la main, quelques couteaux, quelques ciseaux, quelques marteaux composaient tout son arsenal et tenaient dans un couffin. Je visitai la boutique de l'armurier. Il avait de grands et de petits soufflets, installés par terre et se manœuvrant comme chez les Berbères de la Grande Kabylie. Ses fers et ses aciers lui venaient de *Tafilelt* et de *Tlemcen*. Ses limes portaient le nom de fabrique *Prudent*. Dans sa boutique je fis la rencontre d'individus qui avaient habité *Tlemcen* et *Mascara* : c'est toujours une bonne fortune que cette rencontre ; ces individus sont plus serviables et plus communicatifs que leurs compatriotes.

La mosquée de *Bou-Semr'oun*, située au milieu du kasr, est bien bâtie : elle a un clocher carré terminé par une petite flèche. Dans tous les édifices publics, on se ressent ici du voisinage de *Figuig*, renommée pour ses maçons.

Nous avons déjà parlé de la mosquée en ruine de *Beni Moussa*. D'après mes renseignements, les *Beni Moussa*, en guerre avec les habitants du kasr de *Bou-Semr'oun*, auraient été vaincus et obligés de s'expatrier, il y a environ un siècle. Ce que nous trouvons dans le pélerinage de *Moula Ahmed* est conforme à ces renseignements : Moula Ahmed y arrivait, à son retour de la Mekke, le 23 septembre 1710. Je trouvai, dit-il, que les gens de *Bou-Semr'oun* étaient depuis longtemps en grande hostilité. Les *Oulad Sidi Sliman*, les *Oulad Moussa* et les *Oulad Anki* se disaient las de la guerre. Nous parvinmes à y mettre fin. Pour rendre la paix plus authentique il y eut une assemblée de *fakih* et des grands de notre caravane, et un traité fut écrit dont chaque tribu garda une copie. Les chefs s'embrassèrent et nous les réunîmes dans un festin.

Cette mosquée est le plus beau, ou plutôt le seul vrai morceau d'architecture de tous nos ksour. Il n'en reste que le minaret et quelques vestiges de voûtes. Ce minaret est carré et peut avoir de quinze à vingt mètres de hauteur. Sa façade regarde au Levant. Elle est remplie par une quadruple série d'arcatures ogivales en bon état de conservation. Les deux séries supérieures sont également reproduites sur la face septentrionale. Les ogives sont d'un très beau style.

A côté de *Bou-Semr'oun* est un cimetière très étendu. On croirait à une grande mortalité ou bien à une population beaucoup plus considérable, si l'on ne se rappelait que ces tombes sont creusées depuis de longues années et toujours religieusement respectées.

Au milieu des tombes s'élèvent quatre koubba.

La plus considérable n'est autre que le makâm de *Sidi Ahmed Tedjini*, le marabout d'*Aïn Madi*. Ce monument est plus riche et plus grandiose que le tombeau de *Sidi Cheikh* à l'*Abiad*. La porte regarde le kasr : elle est percée en ogive sarrazine. Au-dessus sont deux arcatures ogivales accouplées. Latéralement une double baie à trèfle longuement pédiculé est percée dans un carré. Les mêmes ogives et les mêmes baies sont reproduites aux trois autres côtés. Au-dessous de la terrasse règne une sorte de frise, d'un demi mètre de largeur, que partagent des bandes verticales de manière à circonscrire des carrés où se détachent en relief comme des croix de Saint-André, ce qui fait entrevoir à certains visiteurs la main d'un architecte chrétien. Les quatre coins et la partie moyenne sont marqués par des saillies angulaires supportant des œufs d'autruche et descendant au niveau de la frise par une série de sept ou huit escaliers. La coupole est taillée à huit pans et a la coupe ogivale.

Parmi les autres monuments il en est un dédié à *Sidi Abd-el-Kâder ed Djilani.*

La population de *Bou-Semr'oun* se distingue sous plusieurs rapports, de celle des ksour environnants. Et d'abord, l'élément berbère y prédomine, et en se promenant à travers les rues, ce n'est jamais qu'en berbère que l'on entend causer dans l'intérieur des maisons. Cette population, qui peut atteindre au chiffre de quatre ou cinq cents individus, est aussi plus industrieuse. Son isolement, tout en lui imprimant un caractère de fierté et de rudesse, la pousse au travail : elle doit se suffire à elle-même. Si nous reçûmes autre part plus d'accueil officiel, jamais les échanges ne furent aussi nombreux et ce fut un bonheur pour nos soldats. On apportait, en foule, des ognons, des grenades, des dattes, des navets, des carottes, des citrouilles, etc.

En échange, on accueillait avec empressement de menus objets de quincaillerie et de mercerie, des ciseaux, des foulards, des bretelles, des sangles, des miroirs et même des épinglettes. On refusait obstinément notre monnaie de billon.

Malgré les ressources et l'industrie des habitants de *Bou-Semr'oun,* leur état sanitaire est le plus déplorable de tous les ksour que nous ayons visités. Pendant un séjour de près de deux semaines, j'eus avec eux de fréquentes relations, et sans une consigne malheureuse, un bien plus grand nombre seraient venus me voir à ma tente.

Nous avons déjà signalé l'hygiène détestable de leurs habitations.

D'abord les ophthalmies sont plus répandues qu'ailleurs et accompagnées de plus graves résultats. Outre la malpropreté, la cause en est sans sans doute encore dans la largeur de la vallée et sa direction qui l'expose à tous les sévices du vent du Midi, chargé de chaleur et de poussière. Les affections se présentent sous toutes les formes imaginables. Généralement elles débutent par des conjonctivites, ou sont le résultat de la variole. Consécutivement la cornée et le globe oculaire s'altèrent et des désordres plus ou moins graves s'en suivent. On ne voit qu'un petit nombre d'individus ayant les deux yeux sains. Les cataractes sont fréquentes.

J'eus à traiter plusieurs fièvres intermittentes et il me souvient encore des remercîments que vînt m'adresser un enfant chez qui le sulfate de quinine avait agi d'emblée.

Les deux faits suivants pourront donner une idée de la paresse des indigènes. Un des premiers malades que je vis était affecté d'une hernie scrotale volumineuse. Je lui donnai un bandage, et il fut émerveillé, me promettant une reconnaissance sans bornes en me jurant qu'il s'attacherait à moi comme mon ombre. Quelques jours après, il revint et me demanda combien pourrait durer le bandage. — Deux ans, lui répondis-je. — Et quand il ne vaudra plus rien, comment le remplacerai-je ? — Tu iras à *El-Beyad*, où l'on t'en donnera un autre. — Tu ferais mieux de m'en donner un autre de suite ; je ne serais pas obligé d'aller le chercher.

Le fils du kaïd de *Bou-Semr'oun*, âgé de quatre ans, était tombé dans le feu, et il s'en était suivi des cicatrices vicieuses, des rétractions telles que le bras ne pouvait s'étendre et que le pouce était renversé presque complètement en arrière. Je blâmai le père de son apathie et le priai de me confier l'enfant une quinzaine de jours ou de l'envoyer plutôt à Géryville avec quelqu'un de ses serviteurs, la guérison étant possible encore. Il me le promît, mais il n'en fit rien.

Je vis un individu affecté de la lèpre blanche, *baras*, que l'on me dit se transformer quelque fois à la longue en *djou-*

dûm. la lèpre *noueuse* de Sprengel, souvent confondue avec l'*éléphantiasis*. On me dit aussi qu'il régnait souvent une affection qu'ils me désignèrent sous le nom de *nâr farsya*, le feu persan qui, d'après mes renseignements, pris à la même source, et sauf erreur, ne serait autre chose que le bouton de *Biskara*.

Les teignes étaient nombreuses.

Je vis un grand nombre d'ulcères de mauvaise nature, des désorganisations cutanées et des ostéites syphilitiques.

Quelques femmes me consultèrent aussi pour cause de stérilité. Pour l'une d'elles j'appris depuis que la consultation n'était qu'un prétexte.

On sait que dans les ksour et chez les Berbères les femmes ont beaucoup plus de liberté que chez les Arabes. Elles passent pour se livrer facilement quand leurs maris sont en voyage. Nous avons observé ce fait chez les *Chaouïa de l'Aurès*, où la petite ville de *Manah*, jouit entre toutes de cette réputation. A *Bou-Semr'oun*, nous vîmes une jeune et pauvre veuve qui ne craignait pas de faire des avances publiques et d'envoyer son émissaire au camp.

Beaucoup d'enfants sont affectés de hernies ombilicales. Je construisis à l'un d'eux un bandage avec des bretelles et une pelote improvisée; puis je conseillai aux femmes de ne pas se borner à faire la ligature du cordon, mais à la maintenir avec un mouchoir.

Un jour, un vieillard atteint d'ophthalmie m'arrêta dans la rue, et je l'invitai à m'apporter au camp un vase pour contenir un collyre. Il m'apporta une petite grenade sèche et rabougrie, m'invitant à la creuser, alléguant que cela m'était plus facile qu'à lui.

Je vis chez un de mes clients, un tant soit peu *tebib*, une singulière bibliothèque, en partie médicale. Elle tenait tout entière dans une peau de bouc. Il me vida sa peau de bouc et il en sortit une vingtaine de roseaux, pareils aux cartouches des indigènes, et fermés par un tortillon de laine. Chacun de ces roseaux, d'un fort calibre, contenait un *volume*. J'en lus quelques pages de médecine relatives aux maladies des yeux, et j'y retrouvai à peu de chose près *Syouti*. J'avais avec moi un exemplaire de cet ouvrage, que je communiquai à quelques lettrés. Pour le tirer de leurs mains, il fallut attendre qu'ils eûssent transcrit toutes les recettes ayant pour but l'excitation des facultés génitales. C'était encore comme à l'*Arba*, et les mêmes scènes se reproduisirent à *Chellâla* Keblia.

Généralement, dans les villes, quand un médecin français est appelé à domicile par les indigènes, on lui fait faire antichambre dans le vestibule. L'introducteur prévient alors la famille de la venue d'un étranger, et toutes les femmes se rangent de manière, sinon à ne pas voir, du moins à ne pas être vues. Alors il conduit le médecin dans une pièce où il trouve le malade en compagnie de personnes pouvant aider ou donner des renseignements. A *Bou-Semr'oun*, on m'épargnait ces préliminaires et ces précautions jalouses : j'entrais d'emblée au milieu de toute la famille.

CHAPITRE VI.

LES DEUX CHELLALA. — RETOUR DE LA COLONNE.

Le premier décembre, au soleil levant, nous quittions Bou-Semr'oun, marchant droit au Nord. Bientôt l'horizon s'élardit à droite et les chaînes de gauche s'abaissèrent pour se relever par le massif solitaire du *Djebel-Braham*.

Nous marchions tantôt sur du sable, tantôt sur du gravier. A mi-chemin nous rencontrons un bouquet de palmiers ombrageant une petite source, et quelques vestiges d'habitations. Ensuite nous traversâmes un thalweg à sec, qui court du côté de Bou-Semr'oun. A un kilomètre de *Chellâla*, nous laissons à droite quelques mamelons couverts de cailloux ferrugineux et de fragments verdâtres qui rappelaient ceux de la plaine d'*El-Abiad*. Dépassant un petit groupe de jardins au milieu desquels s'élève, à gauche la koubba de *Sidi Mohammed-ben-Soliman*, père de *Sidi Cheikh*, nous montons une petite colline courant d'Est en Ouest et nous nous trouvons à *Chellâla*. Nous avions fait une course de cinq à six lieues. On campa à l'extrémité et en bas des jardins

Voici, d'après les légendes locales, à quelle occasion fut fondée *Chellâla Dahrunya*, ou *Chellâla* du Nord.

Deux frères des environs de *Figuig* s'arrêtèrent en cet endroit, au retour d'un pélerinage de la *Mekke*. L'un deux, Abd-Allah, se lavant dans la fontaine qui est au-dessous du kasr, dit : « comme cet eau nettoye bien les mains ! » et d'un mot arabe il fit le nom de la localité. L'autre. Mohammed, conduisit son frère au point ou sont aujourd'hui les jardins et la *koubba* de *Ben-Seliman*, et lui dit : « moi, j'ai trouvé une source qui coule en serpentant ; et il lui donna le nom d'*Aïn-el-Hanach*, la fontaine du serpent.

Chacun d'eux contruisit au lieu qu'il avait choisi. Plus tard Mohammed abandonna ses constructions et s'en fut dans son pays natal. Abd-Allah continua de séjourner à *Chellâla*, et c'est de lui que sont descendus la majorité des habitants actuels. Nous ignorons l'époque de cette fondation.

Chellâla Dahranya, c'est-à-dire *Chellâla du Nord*, occupe les pentes occidentales d'un petit bassin d'une demi lieue de large. Au Sud, ce bassin est fermé par la montagne que nous avons franchie en venant de *Bou-Semr'oun*, rattachée à l'Ouest de la colline sur les flancs de laquelle est bâtie *Chellâla*. Une autre colline le ferme du côté du Nord et va se rattacher à l'Est au *Djebel-Roundadja*, ce grand tumulus que nous avons aperçu de si loin.

Le kasr occupe l'angle Sud-Ouest de ce bassin. Les jardins sont massés principalement en bas et au Nord de *Chellâla*. Quelques-uns sont épars dans la plaine, au milieu des semis d'orge.

Le grès affleure souvent et surtout aux abords du kasr, où il apparaît en blocs volumineux. *Chellâla* ne compte pas moins de huit fontaines.

Cet ensemble de conditions physiques, à savoir une colline qui ferme le bassin du côté du Sud, des roches de grès sur lesquelles est bâti le kasr, l'abondance des sources, tout cela se traduit par une diminution notable de température comparativement à *Bou-Semr'oun*. C'est à peine si l'on compte à *Chellâla* une centaine de palmiers. De l'autre côté de la colline, il en est quelques-uns qui, placés en des conditions meilleures, peuvent donner des fruits supportables.

Les légumes et les arbres fruitiers sont les mêmes que dans les autres ksour, si ce n'est que les arbres se montrent beaucoup plus abondants que dans les oasis à palmiers. Les jardins sont très bien tenus.

On retrouve encore à *Chellâla* cette même sollicitude pour recueillir les ordures et détritus de toute sorte. Les petites huttes destinées à les recevoir, assez rares dans l'intérieur du kasr, sont en grande partie massées autour de la fontaine qui prend naissance au-dessous de la porte de l'Est.

Une petite place publique est encore, comme à *Bou-Semr'oun*, entourée de larges bancs en pierre. Quatre rues s'en détachent. A l'angle Nord-Ouest est la mosquée, avec un petit minaret de modeste apparence et prêt à tomber. La plus longue rue court au Couchant, étroite et tortueuse, en partie couverte, elle aboutit à une porte percée à l'angle Sud-Ouest de l'enceinte.

Chellâla est de tous les ksour que nous ayons vus, le mieux bâti. La pierre entre à peu près exclusivement dans les constructions. L'intérieur du kasr nous a paru plus propre qu'ailleurs. Les maisons ont généralement un étage supérieur dans lequel on habite pendant la saison d'été. Le chiffre de la population peut égaler celui de *Bou-Semr'oun;* mais elle m'a semblé jouir d'un meilleur état sanitaire, et j'y vis moins de malades. Il faut ajouter que nous n'y séjournâmes que deux jours, que le campement était un peu éloigné, et que les habitants n'étaient pas aussi communicatifs. Peut-être nous gardaient-ils rancune des soixante hommes que le général Renault leur tua, en 1846, quand il entra de vive force dans ce kasr, qu'Abd el-Kader venait de quitter.

Au Sud, le kasr est dominé par une butte couverte de tombes, au milieu desquelles j'en remarquai une, celle de *Lella Fatma*, que l'on me dit être la fille de ce fameux *Ben Youcef*, de Miliana, qui a laissé tant de dictons, le plus souvent satiriques, sur les villes de l'Algérie.

Si de cette butte on fait quelques pas vers le Sud, on tombe aussitôt dans un petit vallon, dont le centre est occupé par un petit relief de terrain qui porte la koubba de *Sidi-Mohammed-ben-Sliman*, père de *Sidi-Cheikh*.

Cette koubba, construite à l'instar de celles de l'*Abiad*, avec un dôme central et quatre plus petits aux coins de la terrasse, a de belles proportions et un aspect élégant. Un porche lui est attenant au Nord, et, à quelques mètres de distance, une muraille l'enceint. A ses pieds sont de nombreux jardins remplis d'arbres fruitiers, de légumes, de céréales et de quelques bouquets de palmiers. C'est là que coule la fontaine du Serpent.

La koubba de Sidi-Mohammed reçoit des offrandes considérables, aussi a-t-elle une bonne tenue. S'il faut en croire la légende, son patron aurait jadis à lui tout seul mis en fuite une bande de Zegdou, venus pour dévaster *Chellâla*.

Du haut du cimetière de *Chellâla* on jouit d'un beau coup-d'œil. C'est d'abord, au premier plan, ce massif de verdure que couronne l'élégante koubba de Sidi-Mohammed; puis la plaine aride, ensuite la vallée de Bou-Semr'oun, que ferme à l'horizon le *Medaouar*, entre le *Tanoût* et le *Tameddâ*.

Non loin de la koubba de *Sidi-Mohammed* sont quelques habitations où résident des gens de sa race. Je causai longtemps avec l'un d'eux. Cet homme était affecté de lèpre dans toute la moitié droite de la tête, du cou et de la partie supérieure du thorax. Les poils et les cheveux de ces régions étaient blancs tout aussi bien que la peau. Sa surprise fut extrême, quand il me vit faire passer subitement du blanc au noir un coin de sa lèpre, avec un crayon de nitrate d'argent. Il voulut en avoir absolument, bien que je l'aie renseigné sur le peu de durée de cette coloration nouvelle.

Je l'invitai à venir me voir le lendemain. Il vint avec un de ses amis, et j'eus, avec lui surtout, une conversation que je crois devoir relater à peu près textuellement, pour donner une idée des opinions, des préjugés et des manières de voir des indigènes, particulièrement à notre égard. Maintes fois j'ai eu avec des Arabes des conversations identiques en matière de croyances.

On causa d'abord religion. Il me parut étonné d'apprendre que les chrétiens n'étaient pas idolâtres. Il me parla, comme toujours, de la virginité de Marie, et de la mort supposée de Jésus-Christ. On causa de l'immortalité de l'âme et de l'autre vie, avec ses jouissances. Je cherchai à lui faire comprendre qu'il en était des religions pour les peuples comme des aliments pour les estomacs, que le paradis chrétien aurait eu de la peine à être accepté par les grossiers compatriotes de Mahomet, et que le Prophète avait dû souvent composer avec les croyances de son pays, tout en les épurant. Je lui avouai même que leur paradis n'avait rien qui pût tenter un homme intelligent et qu'il n'était pas un progrès — l'homme étant homme surtout par l'esprit, — et les jouissances du corps lui étant seules promises; du moins suivant la croyance vulgaire. — « Mais, me répondit-il, Dieu qui nous a tiré du néant, ne peut-il nous rendre à la vie après la mort! Et puis l'esprit ne rejoindra-t-il pas le corps? Lui aussi aura, alors sa part de béatitude..... »

Après quelques mots sur le mariage, on en vint à des actualités. « Vous avez eu bon marché de nous, me dit le lépreux, qui, tout en riant, me traduisait avec sa pensée celle de sa race, mais si nous étions moins divisés, vous auriez eu plus de peine à vous maintenir chez nous.

— C'est vrai, vous n'êtes pas unis ; chacun va de son côté et nous pouvons vous prendre les uns après les autres ; mais n'est-ce pas un bonheur pour vous que la domination française soit venue mettre un terme à votre anarchie? Si par hasard nous quittions le pays, aussitôt vous vous tireriez des coups de fusils jusqu'à ce que vous vous soyez tous détruits les uns après les autres.

—Tu as raison, si les Français partaient, on se lèverait de tous les côtés l'un contre l'autre. Nous, qui sommes de la famille d'*Abou-Bakr*, nous méprisons les autres Arabes, et jamais nous ne nous soumettrions à l'un d'eux.

— Chez nous il n'en est pas comme chez vous. A part la famille régnante, les dignités et les emplois ne restent plus toujours dans les mêmes familles. On n'est plus quelque chose seulement parce que l'on est fils de son père, mais parce que l'on est capable. Voilà pourquoi les Français qui vous commandent passent rapidement chez vous. On les récompense de leurs services par des emplois supérieurs.

— Où est *Déli* (Deligny) ?

— Je crois qu'il est à Alger.

— Il est général ?

— Peut-être !

— Ah ! celui-là nous ne l'avons pas encore oublié ! Vous avez perdu beaucoup de monde à *Zâatcha* et à *El-Aghouât*, et même des généraux. On nous l'a dit. Vous en avez aussi perdu beaucoup chez les Russes. Heureusement que vous avez pour vous soutenir *Abd-el-Medjid*, sinon les Russes vous auraient déjà battus et seraient allés jusque chez vous. C'est un puissant empereur qu'Abd-el-Medjid !

— On vous a trompés.

— Comment cela ?

— C'est nous qui sommes allés soutenir ce pauvre Abd-el-Medjid. Sans les Français et les Anglais, déjà les Russes l'auraient mangé d'une seule bouchée.

— Pourquoi donc êtes-vous allés par-là ?

— Pour le défendre ; parce que nous voulons que chacun se contente du sien. Chez nous, quand on voit quelqu'un tomber à tort sur un plus faible, on défend celui-ci. Mais chez vous et partout, n'en fait-on pas autant ?

— *El-Hadj-Abd-El-Kâder*, qu'en faites-vous ?

— Il habite aux environs de Stamboul. Je crois même qu'il va faire un voyage en France.

— Vous n'avez pas peur qu'il ne revienne par ici ?

— Aucunement. Lui-même n'y pense pas. Maintenant il connaît la France, et comprend que son temps est fait. Et puis s'il revenait, il trouverait les Français partout et plus puissants qu'autrefois.

— Il a donc changé ?

— Sans doute.

— Eh bien, nous, nous croyons qu'il pourra bien revenir. *Abd-el-Medjid* l'aidera et le fils de *Mouley-Abd-er-Rahmân* aussi !

— Tu vois que nous n'avons pas peur, puisque nous lui

avons ouvert la porte de sa prison. Mais ton *Mouley Abd-er-Rahmân* a déjà bien de la peine à être maître chez lui. S'il bougeait, nous serions bientôt à Fez et à Maroc. Il sait du reste ce que nous valons.

— *Abd-er-Rahman* est autre chose qu'*Abd-el-Kader* ! Sais-tu ce que l'on a donné à la *koubba* de *Sidi Cheikh* ?

— Une trentaine de douros, je crois ?

— On n'a rien donné jusqu'à présent à *Sidi-Mohammed*.

— Patience, votre tour viendra. »

Cependant nous humions le café, dans lequel mes hôtes noyaient autant de sucre que les verres pouvaient en contenir. Puis ils jetaient un coup d'œil sur mon petit mobilier, me demandaient si je n'avais pas en double certains objets, si je ne pouvais m'en défaire, etc.

Quelques jours après, j'eus à dîner le kaïd de *Chellâla*, jeune homme d'une figure avenante, qui mangea de tout, sur mon affirmation que tout était préparé au beurre.

A l'Ouest de *Chellâla* sont deux monuments, l'un de Sidi *Abd-el-Kader Ed Djilâni*, et l'autre de Sidi *Abd-el-Djebbâr Ben Ali Ouled Mouley Tayeb*. Le dernier est un gros massif de maçonnerie, construit à l'endroit où ce saint homme posa jadis sa tente.

Ed-Djilâni apparut un jour en songe à l'un des membres de sa secte, et lui fit le reproche de n'avoir pas encore élevé de monument en l'honneur du chef de l'ordre. On s'empressa d'élever une koubba.

Dans la plaine, à côté des jardins est un makâm, commémoratif d'une visite que fit à *Chellâla*, *Sidi Ahmed Tedjini*.

On compte à *Chellâla* quatre ordres religieux : de Sidi Abd-el-Kader El-Djilani, de Mouley Tayeb, de Tedjini et de Sidi Cheikh.

L'industrie et le commerce de *Chellâla* sont les mêmes que dans les autres ksour. On reçoit des laines des *Trafiet* des *Rezaïna* ; on les tisse et on les partage.

Le 2 décembre il tomba quelque peu de pluie.

Le 4, nous retournâmes à Bou-Semr'oun, par un temps froid : il neigea dans les environs.

Les journées suivantes furent belles jusqu'au 10, où le ciel se couvrit. Dans la nuit, un orage violent éclata : pendant trois ou quatre heures, le vent, la pluie, les éclairs et le tonnerre ne discontinuèrent pas : puis ce fut le tour du vent exclusivement, qui renversa presque toutes les tentes.

Le 13, nous quittions Bou-Semr'oun, pour nous rendre à *Chellâla-el-Keblia,* suivant une direction Nord-Est, ayant à faire cinq ou six lieues. Nous marchons toujours en plaine, à travers le *dryn* et le genêt, et, dans les endroits graveleux, le *chih.* On fit partir quelques autruches. M. Burin, chef du bureau arabe de *Géryville,* en atteignit une.

Avant d'arriver à l'étape, nous montons un plan légèrement incliné, terminé par un immense banc de grès, d'une puissance de plusieurs mètres, sur lequel est bâti le kasr de *Chellâla-el-Keblia, Chellâla* du Midi.

Ses habitants sont *Chorfa,* par le fait de leur ancêtre *Abd-er-Rahmân,* qui vint de l'Ouest, et fonda le kasr à une époque indéterminée.

Keblia est distante de *Dahranya* d'environ un myriamètre, dans la direction du Sud-Est. Elle repose immédiatement sur des couches de grès, faisant avec le sol un angle d'environ quarante degrés, ouvert au Nord, et coupées presqu'au niveau de ses murailles. Parfois une centaine d'hommes pourraient s'abriter sous ces roches relevées. Deux ou trois sources, abondantes et limpides, s'échappent du milieu du grès.

En bas, sont des jardins, puis une plaine aride qui se continue jusqu'au bassin de Chellâla-Dahranya, dont la séparent quelques arêtes rocheuses.

A l'Est, les couches de grès sont plus larges et plus puissantes. L'abord en est aussi difficile. La forme du kasr est à peu près quadrilatère. La face septentrionale de l'enceinte est relevée par trois tours carrées, dont une au milieu et les autres à chaque angle. Le kasr est tout petit et ne contient pas une centaine d'habitants. Il est moins peuplé que ne le comporterait son étendue. La porte s'ouvre à l'Orient.

La population nous parût assez pauvre et les habitations tout aussi infectes qu'à Bou-Semr'oun, envahies par des monceaux d'immondices destinés à fumer les jardins. Près de la place est une modeste mosquée, où nous trouvâmes six élèves, dont un adulte.

Chellâla Keblia fut deux fois ruinée par les *Zegdou*, et une fois par son homonyme *Dahranya*. Ses jardins sont très étendus relativement au chiffre de la population. Les arbres cultivés sont le figuier, le grenadier, la vigne, le prunier, l'abricotier, le pommier, enfin le figuier de Barbarie.

Dans les potagers, on cultive les courges, le navet, l'ognon, le cumin, le poivron, l'ail, le tabac, la coriandre, le cresson alénois et la nigelle. Le sol produit spontanément le harmel, la mauve, la morelle (*aneb-ed-dîb*, le raisin de chacal), enfin la garance.

Je voulus m'assurer si ce que l'on m'avait dit des ressources, en temps de disette, était réel, et sur ma demande on m'apporta une poignée de *ko-dhïm* fruit du thérébinthe, que l'on pile pour le mêler aux aliments.

Dans les environs poussent le genêt, le laurier-rose, le tamarisque et le térébinthe.

Au levant du kasr est un *makâm*, celui de Sidi *Ahmed-Tedjini*.

Un peu plus bas, à côté des jardins, et au milieu du cimetière est un petit monument, assez mal entretenu : c'est le tombeau de *Sidi Ben-Rian* qui, de son temps, fut précepteur dans la famille de *Sidi Sliman*, grand père de *Sidi Cheikh*

L'industrie des habitants de *Keblia* est celle des ksour environnants : ils reçoivent de la laine des Arabes, leurs femmes en confectionnent des tissus et on partage le produit.

Pendant le peu de temps que nous séjournâmes, j'eus à observer quelques fièvres et des ophtalmies. Le cheikh de l'endroit me donna une seconde édition conforme de ces doléances naïvement et cyniquement exprimées par les vieillards de l'*Arbâ*.

Le 14, levée du camp, par un beau temps: on marche à l'Est. Pendant deux ou trois lieues, nous nous trouvâmes entre deux grands tumulus, dont celui de gauche est le *Roundadja*, que nous avons déjà cité. Au milieu de ce large espace coule un torrent, alors presque à sec, dans la direction de *Chellâla*. Nous fîmes la grande halte sur ses bords, au milieu de buissons de genêts et de *sidra* (petit jujubier) et à l'ombre d'un vieux et vigoureux térébinthe.

Le *halfa* redevint plus abondant et plus touffu : nous fîmes lever bon nombre de lièvres. Le sol redevint pierreux : nous redescendîmes un peu, et nous aboutîmes à *Guiltât-el-Hamâm*, la mère aux pigeons. Cette pièce d'eau n'est autre chose que le lit évasé d'un torrent qui coule à travers le grès, du côté de l'*Arbâ*.

La rive gauche est très élevée et constituée par de grands blocs de grès confusément entassés ; un gros bloc isolé la domine, coupé en deux par une large fissure, et portant à son sommet un grand térébinthe. Aux pieds de cette berge, le long du torrent, est un évasement où campa notre petite colonne.

En ce point, la rive décrit une courbe et les pentes sont moins raides : on eût dit les gradins d'un théâtre antique. Dans la soirée, quelques officiers imaginèrent de mettre le feu aux touffes de *halfa* qui grimpent le long des berges ; nous eûmes alors, pendant une demi-heure, un coup-d'œil magnifique : tout ce grand amphithéâtre était illuminé.

Malgré l'aridité du sol, le *halfa* est, dans les environs, d'une belle venue. Les lentisques et les térébinthes sont nombreux : jamais nous n'avions eu de bois plus abondamment.

Le 15, nous continuons à marcher vers l'Est, par un brouillard assez épais, côtoyant ce pâté de montagnes compris entre les *Arbâouat*, *Bou-Semr'oun* et *Chellâla Keblia*.

Plusieurs fois nous traversons le lit d'un torrent qui va déboucher dans la rivière de l'*Arbâ*. Çà et là quelques roseaux et quelques tamarisques poussaient dans le thalweg. Après six heures de marche, nous débouchâmes en face de l'*Arbâ tahtâni*, en longeant le marabout de *Sidi-Maammar*.

Le 16, on se remit en route pour *Aïn-Kerîma*, par un temps froid.

Le 17, la température fut d'abord assez douce, puis le froid redevint piquant. Au lieu de suivre la route habituelle, on prit à gauche, en remontant la vallée d'*Aïn-Kerîma*. Nous y gagnâmes la traversée difficile d'un grand ravin.

La nuit fut fraîche à *Sidi el-Hâdj bel-Amer*.

Le 18, nous prîmes à droite, laissant à gauche la route qui conduit à *Meselfen*. Avant d'arriver aux plateaux qui s'étendent à la hauteur de *Mecheria*, nous traversâmes un terrain accidenté où le grès était parsemé de thuyas et de térébinthes. Nous couchâmes sur les plateaux,

Le 19, nous arrivions à *Géryville* à onze heures.

Pendant mon séjour dans cette ingrate bicoque de *Géryville*, où, comme presque tous mes collègues, je fus atteint du spleen, je me suis demandé pourquoi l'on avait établi un poste dans ce désert, au lieu d'occuper *Stitten*, *Raçoul*, etc. A mon retour des *Oulad Sidi Cheikh*, je crus avoir trouvé le mot de l'énigme. *Géryville* jouit de deux sources puissantes. Dans une marche des ksour vers le *Tell*, par exemple, dans la saison des chaleurs, il est difficile d'éviter ce trajet. Qu'une colonne soit obligée de battre en retraite, une poignée d'hommes la tiendra en échec, en gardant les gorges de l'oued *El-Beyad* par lesquelles il faut passer pour quitter *Géryville*.

Dans notre mouvement de retour nous noterons un seul fait. L'étape de *Khodra* à *El-May*, la plus longue de toutes, fut pénible. La pluie nous surprit vers midi, et ne cessa que le lendemain matin. Nous rentrâmes à Mascara, le 5 janvier 1856.

Il nous reste maintenant à dire quelques mots sur l'état sanitaire de la colone.

D'abord notre expédition fut complètement innocente, Nous

fûmes ensuite favorisés par le beau temps : pendant deux mois, nous eûmes à peine quatre ou cinq jours de pluie, et quelques jours de froid.

Je ne parlerai pas d'un petit nombre de diarrhées et de fièvres intermittentes.

J'eus une douzaine de panaris, incontestablement causés par l'arrachement du *dryn* et du *halfa*, destinés tant aux bêtes qu'aux hommes. Un seul fut grave, et cela par la faute du malade, qui le déclara trop tard : craignant d'être remplacé dans sa position d'ordonnance auprès d'un officier, il faisait son service quand même. Quelques chasseurs crurent avoir été piqués par des scorpions, mais pour ma part je n'en crois rien.

Notre cavalerie était composée en grande majorité par le 4e chasseurs de France. Ces hommes n'avaient jamais bivouaqué. Quatre d'entre eux furent atteints d'héméralopie. Mais, cette fois, l'affection ne fut pas tenace.

INDEX.

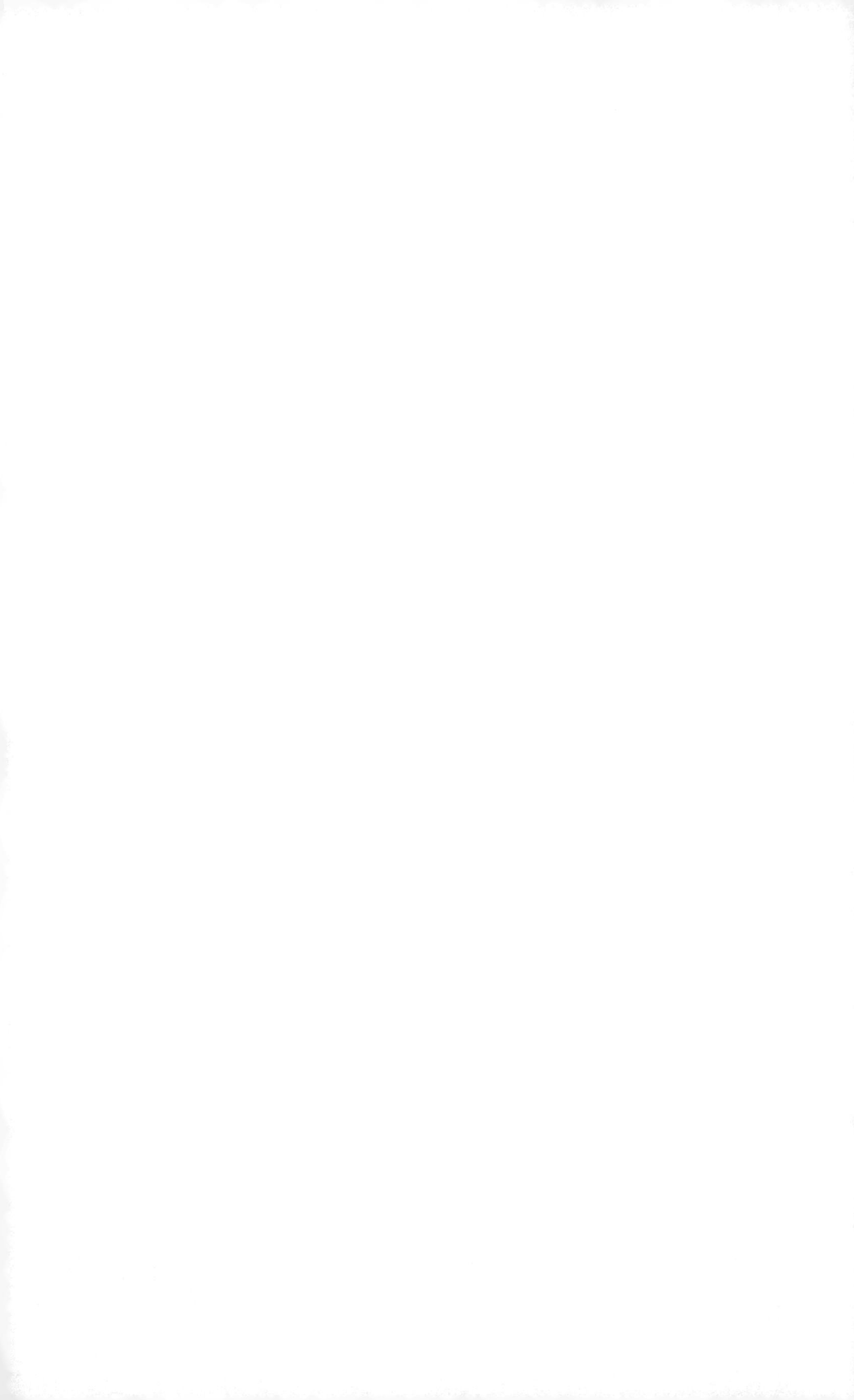

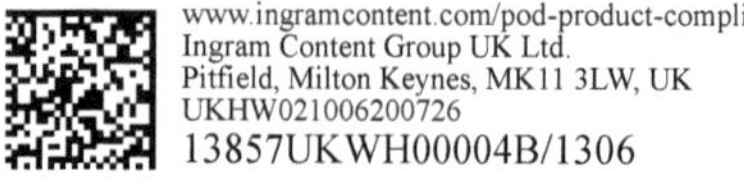
www.ingramcontent.com/pod-product-compliance
Ingram Content Group UK Ltd.
Pitfield, Milton Keynes, MK11 3LW, UK
UKHW021006200726
13857UKWH00004B/1306

9 782012 898165